Oluchukwu Rose Aghaebe
Azuka C. Oparah

Avaliar a qualidade dos cuidados farmacêuticos numa farmácia de ambulatório

Oluchukwu Rose Aghaebe
Azuka C. Oparah

Avaliar a qualidade dos cuidados farmacêuticos numa farmácia de ambulatório

ScienciaScripts

Imprint

Any brand names and product names mentioned in this book are subject to trademark, brand or patent protection and are trademarks or registered trademarks of their respective holders. The use of brand names, product names, common names, trade names, product descriptions etc. even without a particular marking in this work is in no way to be construed to mean that such names may be regarded as unrestricted in respect of trademark and brand protection legislation and could thus be used by anyone.

Cover image: www.ingimage.com

This book is a translation from the original published under ISBN 978-3-659-80835-7.

Publisher:
Sciencia Scripts
is a trademark of
Dodo Books Indian Ocean Ltd. and OmniScriptum S.R.L publishing group

120 High Road, East Finchley, London, N2 9ED, United Kingdom
Str. Armeneasca 28/1, office 1, Chisinau MD-2012, Republic of Moldova, Europe
Printed at: see last page
ISBN: 978-620-8-10621-8

ÍNDICE

ACRÓNIMOS

ADRs - Adverse Drug Reactions

AIDS – Acquired Immune Deficiency Syndrome

APhA – American Pharmacists Association

BP – Blood Pressure

CRAG – Clinical Resource and Audit Group

DRF - Drug Revolving Fund

DRP – Drug Related Problem

DOT – Directly Observed Therapy

DSRF – Drug and Services Revolving Fund

ECHO – Economic, Clinical and Humanistic Outcomes

EDL – Essential Drugs List

EWMSC – Eric William's Medical Science Complex

EU –   European Union

FCTA- Federal Capital Territory Administration

FDA – Food and Drug Administration

FHSS – FCT (Federal Capital Territory) Health and Social Scheme

FIP – International Pharmaceutical Federation

GOPD – General Out-patient Department

GPP – Good Pharmacy Practice

HIV – Human Immunodeficiency Virus

HMO – Health Maintenance Organization

HOD – Head of Department

HRT – Hormone Replacement Therapy

JUTH – Jos University Teaching Hospital

MVA- Manual Vacuum Aspiration

NGH – Nyanya General Hospital

NHIS – National Health Insurance Scheme

NPI-National Program on Immunization

NSAID – Non-steroidal anti-inflammatory drug

NYSC – National Youth Service Corps

O & G – Obstetrics and Gynecology

OPP – Out-patient Pharmacy

OTC – Over the Counter

PC – Pharmaceutical Care

PCI – Pharmaceutical Care Issues

PCN – Pharmacists Council of Nigeria

PPAC – Pharmacy Practice Activity Classification

QAP – Quality Assurance Project

SOP-Standard Operating Procedure

SPO – Structure Process Outcome

TOM – Therapeutic Outcome Monitoring

UC – Usual Care

WHO – World Health Organization

RESUMO

Antecedentes: A implementação e a prática dos cuidados farmacêuticos como um serviço orientado para o doente são apoiadas e melhoradas através da medição, avaliação e melhoria das actividades de cuidados farmacêuticos, utilizando o quadro concetual da melhoria contínua da qualidade.

Objetivo: Avaliar a qualidade dos cuidados farmacêuticos na farmácia ambulatória do Hospital Geral de Nyanya utilizando indicadores pré-determinados como a satisfação do doente, o padrão de utilização de medicamentos, o tempo de dispensa, etc. depois de estabelecer a existência de um comportamento de cuidados farmacêuticos no hospital.

Métodos: A existência de comportamentos de cuidados farmacêuticos na farmácia de ambulatório foi estabelecida a partir da literatura, seguida de um inquérito de satisfação dos doentes através de um questionário que utilizou a escala de tipo likert e, em seguida, uma análise específica dos medicamentos utilizando um questionário de nove itens, uma lista de verificação e um formulário de cuidados padrão. Os dados foram obtidos junto dos doentes que visitaram o hospital durante o período do estudo. Foi também descrita e avaliada uma intervenção educativa, designada *Conferência sobre Cuidados Farmacêuticos*, realizada para melhorar a capacidade dos farmacêuticos da instituição para prestarem cuidados farmacêuticos.

Resultados: O inquérito sobre a satisfação dos doentes revelou que 91,1% dos inquiridos concordaram fortemente que os serviços de farmácia eram excelentes, enquanto 84,5% foram da opinião de que há aspectos dos serviços de farmácia que precisam de ser melhorados. O inquérito específico sobre medicamentos revelou que 92,8% dos medicamentos prescritos foram dispensados, o número médio de medicamentos por receita foi de 2,3, 57% dos medicamentos foram prescritos com nomes genéricos e 43% com nomes de marca. 83,1% pertenciam à lista de medicamentos essenciais, 2,7% a injecções e 29,7% a antibióticos. As respostas às perguntas sobre o consumo de medicamentos produziram resultados positivos, >91,7% em seis dos nove itens do inquérito. O resultado da intervenção educativa mostrou que os conhecimentos, as atitudes e a confiança dos farmacêuticos aumentaram de 71,83% para 95,87%, de 71,57% para 96,67% e de 73,38% para 87,79%, respetivamente.

Conclusão: Existe um comportamento de cuidados farmacêuticos na Farmácia Ambulatória do Hospital Geral de Nyanya, a utilização de medicamentos é racional e os pacientes estão geralmente satisfeitos com os serviços de cuidados farmacêuticos, mas é necessário melhorar certas áreas da prática. De um modo geral, a prática dos cuidados farmacêuticos é de elevada qualidade.

RECONHECIMENTO

Dou toda a glória a Deus, o pai do meu Senhor Jesus Cristo, pelo dom da vida, do conhecimento, da compreensão, da saúde e da força para concluir esta investigação.

Estou particularmente grato ao meu supervisor, Prof. A.C Oparah, que me disponibilizou materiais valiosos, orientação, comentários, correcções e sugestões, desde o início desta investigação até à sua fase final, apesar do seu horário apertado, e respondeu prontamente às minhas numerosas perguntas durante todo o período do estudo.

Agradeço a lealdade de toda a minha equipa no gabinete, que, de uma forma ou de outra, contribuiu para o sucesso deste trabalho, especialmente a Pharm. Omolori (FPC), Pharm. Lawrence e outros.

Agradeço especificamente ao Pharm. Hamzat Omotayo, que foi simultaneamente o analista estatístico e o meu supervisor interno para este trabalho.

A muitos outros que são demasiado numerosos para mencionar e que contribuíram imensamente para o êxito desta obra, digo obrigado, devo-vos um sorriso e rezo para que o Todo-Poderoso vos abençoe e coloque outras pessoas em posição de vos ajudar nos vossos momentos de necessidade.

DEDICAÇÃO

À minha filha Favour YAHDII Chinaza Chinasaokwu Aghaebe e ao meu filho YAHBUIKEM Daniel.

À Grande Lenda do nosso tempo, o Prof. Fola Tayo, pela visão de criar o WAPCP e dar aos farmacêuticos a oportunidade de serem bolseiros certificados do colégio e consultores nos seus vários domínios de atividade

CAPÍTULO 1

1.1 INTRODUÇÃO

A farmácia, enquanto profissão, evoluiu a partir dos cuidados de saúde (Oparah, 2010). No entanto, o papel dos farmacêuticos na prestação de cuidados de saúde está constantemente a sofrer uma revolução e a expandir-se, passando da dispensa e da composição de medicamentos (centrada no medicamento) para a prestação de cuidados farmacêuticos (centrada no doente), e inclui a revisão dos medicamentos prescritos, a participação em rondas clínicas, tornando-se sem dúvida um membro importante da equipa clínica, o aconselhamento em ambulatório e em regime de internamento, entre outros (White e Latif, 2007). Não se pode dizer que os cuidados farmacêuticos sejam eficazes e completos sem a satisfação dos doentes, que são os principais destinatários dos cuidados. Isto pode ser subjetivo, uma vez que a avaliação dos doentes é necessária e não pode ser eliminada.

A satisfação dos doentes pode, por conseguinte, ser definida como um juízo subjetivo sobre a forma como os doentes avaliam as suas experiências de vida e os cuidados que lhes são prestados em relação às suas expectativas. De acordo com Aragon e Gesell (2003), a satisfação é um indicador útil para medir a qualidade dos serviços de saúde, não sendo os serviços de cuidados farmacêuticos uma exceção.

Prestar cuidados de boa qualidade sempre foi o objetivo de muitos prestadores de cuidados. Os bons cuidados ajudam as pessoas a satisfazer as suas necessidades de saúde de forma segura e eficaz. As teorias de gestão e os métodos de garantia de qualidade desenvolvidos na indústria para melhorar o serviço ao cliente estão agora a ser aplicados aos cuidados de saúde.

A qualidade é definida em termos dos valores dos indivíduos e da sociedade. Atualmente, os Cuidados Farmacêuticos (CP) parecem ser a perspetiva adequada para definir a qualidade na prática farmacêutica devido à importância dos benefícios máximos individuais. Os CP representam os cuidados da mais alta qualidade que os farmacêuticos procuram prestar aos doentes. Hepler é da opinião de que os farmacêuticos que não prestam cuidados farmacêuticos aos seus pacientes devem pagar um imposto de qualidade para compensar a recusa (Oparah, 2010).

Os cuidados farmacêuticos são definidos por muitos autores, mas o ponto de convergência está na definição de Hepler e Strand (1990), que os definiram como a prestação responsável de terapia medicamentosa com o objetivo de alcançar resultados definidos que melhorem a qualidade de vida do doente. Esta definição coloca a assistência farmacêutica tanto como uma filosofia como um modelo de assistência, uma vez que afecta, em grande medida, os pensamentos e as acções dos farmacêuticos (Oparah, 2010). Os cuidados farmacêuticos têm um historial de prática da aplicação de conceitos de farmácia clínica a contextos de prática comunitária ou ambulatória. Quando os conceitos da primeira não foram reconhecidos, tornou-se necessária uma revisão que levou ao estabelecimento de uma nova norma para a utilização de medicamentos por vários doentes. No entanto, é uma questão de tempo para que o conceito de cuidados farmacêuticos e de gestão de medicamentos, que professam a mesma filosofia, se fundam (Oparah, 2010).

Uma análise da literatura reconheceu claramente a necessidade e o impacto positivo dos cuidados farmacêuticos no que diz respeito à saúde do doente, uma vez que melhora os resultados terapêuticos óptimos e minimiza os erros devidos à utilização de medicamentos (Obinna et al., 2012; Daniel *et al.*, 2010; Zaher, 2009).

1.2 REVISÃO DA LITERATURA

Os cuidados farmacêuticos são uma prática de farmácia centrada no doente e orientada para os resultados, que exige que os farmacêuticos trabalhem em colaboração com o doente e outros prestadores de cuidados de saúde para promover a saúde, prevenir doenças e aceder, monitorizar, iniciar e modificar a utilização de medicamentos para garantir que os regimes de terapia medicamentosa são seguros e eficazes (Ismail *et al.*, 2012). De acordo com Hepler e Strand (1990), os cuidados farmacêuticos são a prestação responsável de terapia medicamentosa com o objetivo de alcançar resultados definidos que melhorem a qualidade de vida do doente. Na mesma linha, a Federação Farmacêutica Internacional (1998) definiu os cuidados farmacêuticos como "uma prestação responsável de farmacoterapia com o objetivo de alcançar resultados definidos que melhorem ou mantenham a qualidade de vida de um doente. Os resultados dos cuidados farmacêuticos são clínicos, humanísticos e económicos e incluem a prevenção e a cura de doenças, o alívio dos sintomas de doenças, o atraso na progressão da doença, a melhoria do bem-estar geral do doente, o aumento do conhecimento das doenças, a redução dos custos médicos, o aumento da produtividade e a satisfação dos doentes. A ênfase é colocada na colaboração entre os farmacêuticos e outros prestadores de cuidados de saúde na conceção, aplicação e acompanhamento de um plano terapêutico que proporcione resultados específicos para o doente. Implica que os farmacêuticos identifiquem problemas reais relacionados com os medicamentos e os resolvam (farmacovigilância) e problemas potenciais relacionados com os medicamentos e os previnam.

Na prestação de cuidados farmacêuticos, é utilizada uma abordagem por etapas. Em primeiro lugar, o farmacêutico tem de estabelecer uma relação profissional/terapêutica com os doentes. Isto implica a demonstração de empatia, preocupação, introdução dos cuidados farmacêuticos e dos seus benefícios para os doentes.

Em segundo lugar, o farmacêutico recolhe dados subjectivos e objectivos sobre o doente. Isto ajuda a tomar decisões informadas. A terceira etapa consiste numa avaliação sistemática dos dados e na identificação de problemas relacionados com a saúde e os medicamentos. Aqui, o pensamento crítico é importante. A quarta etapa consiste no desenvolvimento e na aplicação de um plano de cuidados farmacêuticos, designado por intervenções do farmacêutico. Esta etapa exige capacidades de resolução de problemas. Aqui, o farmacêutico define os objectivos do tratamento e a forma de os atingir. As intervenções podem ser centradas no doente (resolução de problemas de adesão, etc.) ou centradas no medicamento (correção de dosagens erradas, etc.). Após a implementação do plano de cuidados, as intervenções são avaliadas para medir o sucesso e o doente é acompanhado para verificar se os objectivos definidos foram atingidos. As actividades realizadas são devidamente documentadas. Esta é a sexta etapa da assistência farmacêutica, mas é aplicada ao longo de todo o processo de assistência farmacêutica. (Oparah, 2010). A documentação é muito importante porque o que não é documentado não é feito. É importante estar consciente destas etapas, tendo em conta que os cuidados farmacêuticos são específicos do doente e devem ser efectuados de acordo com a situação em causa.

Os cuidados farmacêuticos evoluíram da farmácia clínica quando se decidiu que os profissionais prestam serviços e assumem a responsabilidade por esses serviços, pelo que os farmacêuticos, enquanto profissionais, devem poder prestar serviços e assumir a responsabilidade por esses serviços. Até à data, a prática dos cuidados farmacêuticos tem alcançado grandes êxitos nos cuidados aos doentes em muitas partes do mundo (Spinewine *et al.*, 2012, Brulhart e Wermeille, 2011, Vleek *et al.*, 2009, Koshman *et al.*, 2008). Os cuidados farmacêuticos também encontraram uma utilização significativa na saúde pública através da **gama de serviços prestados pelas farmácias comunitárias em diferentes** países.

Há muita informação sobre a vasta gama de serviços prestados pelas farmácias comunitárias: estes incluem *muitos tipos de serviços de promoção da saúde* e, no caso de doenças, a promoção da prescrição racional e da utilização adequada dos medicamentos (Eickhoff e Schulz 2006). Na Suécia, os farmacêuticos oferecem serviços de controlo da condição física, prestando aconselhamento sobre perda de peso, dieta e saúde, bem como palestras sobre condição física, saúde e exercícios em grupo (Westerlund e Björk 2006). Na Bélgica, é oferecido um serviço de auto-aconselhamento de medicação para sintomas gastrointestinais superiores (Mehuys E et al. 2009). Em muitos países (por exemplo, Reino Unido, Espanha, Portugal e Escócia), os farmacêuticos comunitários estão envolvidos na prestação de *serviços de fornecimento de metadona* a doentes dependentes de opiáceos (Gastelurrutia et al., 2005, Costa et al., 2006, Noyce 2007). A farmácia comunitária contribui para a *gestão da toxicodependência* e para a redução da propagação de doenças transmitidas pelo sangue através da distribuição de agulhas limpas e da dispensa de medicamentos de substituição (Matheson et al., 2009). Além disso, em muitos países da União Europeia (UE) é utilizado um programa de troca de seringas (Gastelurrutia et al., 2005, OEDT 2005). *Serviço de rastreio* baseado em farmácias *para mulheres na perimenopausa e na pós-menopausa* nos EUA. Por exemplo, algumas farmácias comunitárias desenvolveram serviços de nicho para os doentes, como o rastreio da osteoporose, a avaliação dos riscos de cancro da mama ou a consultoria em terapia hormonal de substituição bioidêntica e a composição de preparações extemporâneas. Outros serviços de cuidados farmacêuticos que podem ser direcionados para as mulheres na meia-idade incluem a cessação do tabagismo, a gestão do peso e o aconselhamento sobre suplementos alimentares (Shepherd et al., 2002). *Os serviços* farmacêuticos comunitários *de rastreio do risco de osteoporose* para as mulheres são prestados nos EUA e na Tailândia (MacLaughlin et al., 2005, Johnson et al, 2008, e Chaiyakunapruk et al, 2006). Alguns serviços de imunização foram acrescentados nos EUA e na Nigéria (Aderemi-Williams et al., 2007). As farmácias comunitárias podem tornar-se possíveis centros de imunização de rotina. Os serviços de cessação do tabagismo são oferecidos por farmacêuticos em muitos países, incluindo a Finlândia (Gastelurrutia et al., 2005, Westerlund e Björk 2006, Eickhoff e Schulz 2006, a Associação de Farmácias Finlandesas 2006a, Herborg et al., 2007).

Os farmacêuticos são também instados a prestar serviços de cuidados preventivos aos doentes que sofrem de doenças crónicas (EuroPharm Forum 2008a). Por exemplo, na Alemanha, um serviço de intervenção baseado na farmácia para doentes com asma revelou-se eficaz e, por conseguinte, o fundo de seguro de saúde celebrou um contrato com os representantes dos farmacêuticos comunitários para participarem neste programa (Eickhoff e Schulz 2006). Em Portugal, os farmacêuticos comunitários obtiveram reembolso para a gestão da doença da diabetes (Anderson 2005, Farris et al., 2005). Este serviço é uma combinação de princípios de gestão do estado da doença e uma abordagem de cuidados farmacêuticos. O farmacêutico certificado analisa as queixas dos doentes, mede a glicemia em relação aos valores-alvo e revê a terapêutica medicamentosa entre as consultas médicas (Anderson 2005). Em muitos países, as farmácias oferecem serviços de revisão da medicação (Westerlund e Björk 2006, Herborg et al., 2007, Noyce 2007). Na Finlândia, a dispensa automática de doses para os *idosos,* incluindo a revisão da medicação, é o primeiro serviço mencionado na Lei do Seguro de Saúde que é reembolsado pelo seguro público, que abrange toda a população (Lei do Seguro de Saúde 1224/2004). Também os serviços de aconselhamento sobre medicação por correio eletrónico são prestados pelas farmácias comunitárias finlandesas (Pohjanoksa-Mäntylä et al., 2008). Também na Finlândia, o projeto de desenvolvimento do aconselhamento ao doente TIPPA (2000-2003) promoveu o desenvolvimento profissional a longo prazo nas farmácias comunitárias (Puumalainen 2005, Kansanaho 2006). O TIPPA foi um projeto sistemático implementado nas farmácias finlandesas a nível nacional. O projeto TIPPA foi apoiado pelo Ministério dos Assuntos Sociais e da Saúde, pela Agência Nacional do Medicamento e pelo Instituto de Segurança Social, e estas autoridades também estiveram ativamente envolvidas no planeamento do projeto e no acompanhamento do seu progresso. Uma parte importante do projeto TIPPA foi uma base de dados de informação sobre medicamentos (Tietotippa) criada para apoiar as farmácias no seu trabalho diário (Väänänen, 2008) para o reconhecimento de problemas relacionados com medicamentos *(PRM)* nas farmácias. Para o efeito, foi desenvolvido um modelo de classificação dos PRM (Westerlund 2002, van Mil 2005 e PCNE 2006). Foi feito um grande esforço para criar programas informáticos para identificar os PRM e, em muitos países, a identificação, resolução e documentação dos PRM têm estado no centro dos cuidados farmacêuticos (Van Mil et al., 2004b). Na Suécia, o sistema de classificação dos PRM foi incorporado no software da farmácia comunitária sueca em 2001 (Westerlund 2002). Durante o primeiro ano, cerca de 300 000 receitas médicas e PRD relacionados com medicamentos de venda livre mostraram que as reacções adversas eram o tipo de problema relacionado com medicamentos mais frequentemente documentado (Westerlund e Björk, 2006).

1.3 ANTECEDENTES DO ESTUDO

O ponto de partida para o desenvolvimento da qualidade nos serviços é a análise e a medição (Edvardsen et al., 1994). A implementação e a prática dos cuidados farmacêuticos, sendo um serviço orientado para o doente, são apoiadas e melhoradas através da medição, avaliação e melhoria das actividades de cuidados farmacêuticos, utilizando o quadro concetual da melhoria contínua da qualidade (Morak et al., 2010; FIP 1998; Hepler e Strand 1998; Apha 1995; Hepler e Strand

1990). No hospital geral de Nyanya, onde este estudo é realizado, os cuidados farmacêuticos como prática foram integrados nos cuidados de enfermagem e médicos já existentes. No entanto, as questões que se colocam são as seguintes (a) as funções clínicas desempenhadas pelos farmacêuticos no hospital geral de Nyanya podem ser corretamente referidas como funções de cuidados farmacêuticos? (b) Qual é a qualidade dos cuidados farmacêuticos prestados? (c) Os pacientes estão satisfeitos com os cuidados prestados? Não há qualquer dúvida de que uma maior satisfação está associada a uma melhor qualidade e a um melhor nível de cuidados. O desejo de melhorar a qualidade dos cuidados farmacêuticos e a satisfação dos pacientes na farmácia ambulatória do hospital geral de Nyanya justifica este inquérito.

Está estabelecido que a satisfação do paciente é um indicador da qualidade dos serviços de cuidados de saúde e é atualmente o foco de muitas organizações de cuidados de saúde como o Hospital Geral de Nyanya. Este estudo avaliará a qualidade dos cuidados farmacêuticos prestados no NGH utilizando a satisfação dos doentes, a adesão à política nacional de medicamentos, a lista de medicamentos essenciais e outros indicadores de utilização racional de medicamentos. O estudo também considerará indicadores como o padrão de prescrição através do número de medicamentos por encontro, a percentagem de antibióticos, a percentagem de injecções, a percentagem de medicamentos prescritos a partir da Lista de Medicamentos Essenciais (EDL)/fórmula de medicamentos, o tempo de prescrição e o tempo de dispensa numa tentativa de avaliar a qualidade dos cuidados farmacêuticos prestados no NGH, não tendo sido avaliados a este respeito apesar de várias publicações sobre o assunto acima referido. Este facto torna o estudo muito necessário.

1.4 MODELOS DE CUIDADOS FARMACÊUTICOS

Os profissionais não se limitam a executar funções, mas assumem a responsabilidade pelas funções que executam e pelas que são executadas sob a sua supervisão. A quinta fase da transição da prática farmacêutica é a era da assunção da responsabilidade no desempenho de funções clínicas, como a gestão da doença, tendo o medicamento como base. Hepler e Strand (1990) definiram os cuidados farmacêuticos como a prestação responsável de terapia medicamentosa com o objetivo de alcançar resultados definidos que melhorem a qualidade de vida do doente. Os resultados são a cura de uma doença, a eliminação ou redução dos sintomas, a paragem ou abrandamento de um processo de doença e a prevenção de uma doença ou sintomas. Para atingir estes objectivos, os farmacêuticos cooperam com os doentes e com outros profissionais de saúde na conceção, execução e acompanhamento de um plano de cuidados destinado a prevenir e resolver problemas relacionados com medicamentos (PRM). Isto, por sua vez, envolve três funções principais, nomeadamente: identificar problemas potenciais e reais relacionados com medicamentos; resolver problemas reais relacionados com medicamentos; e prevenir problemas potenciais relacionados com medicamentos.

A declaração da Federação Farmacêutica Internacional (FIP) de 1998 descreve os cuidados farmacêuticos como a prestação responsável de farmacoterapia com o objetivo de alcançar resultados definidos que melhorem e mantenham a qualidade de vida do doente. Trata-se de um processo de colaboração que tem por objetivo prevenir ou identificar e resolver problemas relacionados com os medicamentos e a saúde. Trata-se de um processo de melhoria contínua da qualidade da utilização dos medicamentos. O novo papel exige que os farmacêuticos apliquem um nível mais elevado de conhecimentos sobre os medicamentos, de competências clínicas e de independência de julgamento no seu trabalho e que aceitem o ónus da responsabilidade. Assim, os cuidados farmacêuticos colocam a tónica no papel dos farmacêuticos em dois grandes domínios: a gestão dos medicamentos e a promoção da saúde.

A dispensa continua a ser uma função/responsabilidade da farmácia, independentemente de o farmacêutico realizar o processo diretamente ou de o pessoal de apoio à farmácia o fazer sob a supervisão do farmacêutico. Existem algumas diferenças entre a dispensa tradicional e os cuidados farmacêuticos. Estas diferenças são apresentadas no quadro 1.1 infra.

Quadro 1.1 Diferenças entre a distribuição tradicional de medicamentos e os cuidados farmacêuticos

Dispensa tradicional de medicamentos	Cuidados farmacêuticos
Concentração na distribuição do medicamento	Foco na gestão do paciente e nos resultados do tratamento medicamentoso
A educação e o aconselhamento dos doentes concentram-se no aconselhamento técnico	Para além do aconselhamento técnico, o farmacêutico forma o doente para praticar o tratamento medicamentoso na vida quotidiana.
Ausência de controlo dos resultados do tratamento medicamentoso	O farmacêutico encontra métodos para controlar os resultados do tratamento medicamentoso

Os problemas relacionados com a droga surgiriam se o doente os contasse	O farmacêutico identifica ativa e sistematicamente eventuais problemas no tratamento medicamentoso
Nenhuma responsabilidade pelo tratamento medicamentoso	O farmacêutico assume a responsabilidade de que o tratamento medicamentoso será efectuado

Outros tipos de modelos de cuidados farmacêuticos disponíveis na literatura incluem o modelo de Minnesota, o modelo de Iowa e os modelos de Monitorização de Resultados Terapêuticos e Escocês.

Modelo do Minnesota

Esta forma de prática de cuidados farmacêuticos baseia-se no trabalho efectuado por Linda Strand e colaboradores na Universidade de Minnesota, onde foi desenvolvida. O processo divide-se em três componentes: Avaliação; o médico efectua uma avaliação das necessidades do doente em matéria de medicamentos, incluindo a identificação de quaisquer problemas de terapia medicamentosa ou de cuidados farmacêuticos existentes ou que devam ser evitados no futuro. O objetivo da avaliação é: 1. determinar se toda a terapêutica medicamentosa de um doente é a mais adequada, mais eficaz, mais segura e mais conveniente disponível; 2. identificar quaisquer problemas de terapêutica medicamentosa que possam estar a interferir com os objectivos da terapêutica; 3. identificar quaisquer problemas de terapêutica medicamentosa que o doente esteja em risco de desenvolver no futuro.

Plano de cuidados; o plano de cuidados tem três objectivos 1. Resolver quaisquer problemas de terapia medicamentosa identificados durante a avaliação. 2. Cumprir os objectivos da terapia para cada uma das condições médicas do paciente, alcançando assim os resultados desejados pelo paciente. 3. Prevenir o desenvolvimento de futuros problemas de terapia medicamentosa. É necessário estabelecer objectivos para cada uma destas finalidades, que devem ser claramente definidos, mensuráveis e exequíveis pelo doente. Com base nas necessidades identificadas do doente, o plano de cuidados incluirá intervenções concebidas para resolver problemas, atingir objectivos terapêuticos e prevenir o aparecimento de novos problemas. As intervenções podem incluir o fornecimento de informações sobre terapias não farmacológicas, quando apropriado.

Avaliação; o passo final no processo de cuidados ao doente é a avaliação. Trata-se de um encontro com o doente, pessoalmente ou por telefone, que permite ao médico recolher as informações necessárias para determinar se as decisões tomadas e as acções empreendidas durante a avaliação e o planeamento dos cuidados produziram resultados positivos. As horas para este encontro devem ser marcadas com o doente. O objetivo da avaliação é 1. determinar o progresso no sentido de atingir os objectivos estabelecidos para a terapia de cada uma das condições médicas do paciente, avaliando os resultados reais obtidos pelo paciente em relação a esses objectivos declarados. 2. Avaliar se surgiram novos problemas com a terapia medicamentosa ou se é necessário prevenir novos problemas com a terapia medicamentosa no futuro.

Modelo do Iowa

A criação do Centro de Cuidados Farmacêuticos de Iowa levou à publicação de um Guia Prático de Cuidados Farmacêuticos. Este guia identifica cinco etapas no processo de cuidados farmacêuticos: 1. Deve ser estabelecida uma relação profissional com o doente. 2. A informação médica específica do doente deve ser recolhida, organizada, registada e mantida. 3. As informações médicas específicas do paciente devem ser avaliadas e um plano de terapia medicamentosa deve ser desenvolvido em conjunto com o paciente. 4. O farmacêutico deve certificar-se de que o doente dispõe de todos os materiais, informações e conhecimentos necessários à execução do plano de terapia medicamentosa. 5. O farmacêutico deve rever, controlar e modificar o plano terapêutico, conforme necessário e adequado, em concertação com o doente e a equipa de cuidados de saúde. A diretiva estabelece que os farmacêuticos que prestam cuidados farmacêuticos devem assegurar a satisfação das seguintes necessidades Os doentes têm uma indicação adequada para cada medicamento que estão a tomar; a terapia medicamentosa dos doentes é eficaz; a terapia medicamentosa dos doentes é segura; os doentes podem cumprir a terapia medicamentosa e outros aspectos dos seus planos de cuidados; os doentes têm todas as terapias medicamentosas necessárias para resolver quaisquer indicações não tratadas. Essencialmente, o que o Centro de Iowa produziu foi um meio de ensinar e praticar os cuidados farmacêuticos. Não faz reivindicações de inventores. O seu contributo é melhor descrito como a descoberta de um meio de pôr em prática o modelo de cuidados farmacêuticos.

Modelo de monitorização dos resultados terapêuticos

A Monitorização dos Resultados Terapêuticos (MOT) é um conceito de cuidados farmacêuticos que se baseia na monitorização dos resultados da farmacoterapia e na adaptação da terapêutica em função desses resultados. Isto é efectuado seguindo um conjunto de passos processuais que podem ser realizados na prática comunitária. O processo TOM foi concebido por investigadores do Florida College of Pharmacy em cooperação com as farmácias em atividade. O trabalho de desenvolvimento teve início em 1991. Tal como foi inicialmente concebido e testado, o TOM era específico para cada doença. O trabalho inicial foi efectuado num modelo para a asma. As etapas deste modelo de cuidados ao doente (tal como estabelecidas no documento referido) são as seguintes: 1. Registar e interpretar a informação. ("O que precisamos de saber sobre este doente?") 2. Documentar os objectivos terapêuticos desejados para o doente e documentar o plano terapêutico. ("O que é que pretendemos alcançar com esta terapêutica neste doente?"). O farmacêutico considera dois tipos básicos de objectivos terapêuticos: objectivos clínicos (do ponto de vista profissional) e objectivos de qualidade de vida (do ponto de vista do doente). Se possível, o farmacêutico toma conhecimento do objetivo de qualidade de vida (objetivo do doente) através do doente ou do prestador de cuidados e dos objectivos clínicos/plano terapêutico através do médico ou de outros prestadores de cuidados de saúde.

Avaliar o plano terapêutico. ("Estes objectivos terapêuticos são adequados e este é um plano aceitável para atingir esses objectivos para este doente?").

O farmacêutico avalia os potenciais problemas relacionados com os medicamentos (qualquer obstáculo à consecução dos objectivos terapêuticos). Tendo em conta os problemas médicos, o estilo de vida e as preferências do doente. 3. O farmacêutico decide se o doente tem ou é suscetível de desenvolver problemas com a terapêutica, decide se é necessário modificar o regime e, em caso afirmativo, consulta o prescritor, documenta o resultado da avaliação, os potenciais problemas e qualquer consulta ao prescritor.

Conceber um plano de acompanhamento. ("O que devemos procurar para avaliar o sucesso ou o fracasso terapêutico?")

Com base nos potenciais problemas identificados na Etapa 3, o farmacêutico concebe um procedimento para obter os dados necessários para monitorizar o progresso do doente em relação aos objectivos terapêuticos, estabelece quando e como os dados de monitorização serão recolhidos e documenta o plano no registo do doente (pode ser necessário um calendário diário ou outro registo de lembretes).

Distribuir medicamentos, aconselhar o doente ("O doente pode agora utilizar este medicamento de forma óptima?")

O farmacêutico inclui informações específicas sobre a forma como o doente ou o prestador de cuidados pode monitorizar a evolução da terapêutica, como detetar problemas farmacoterapêuticos e que medidas tomar se for detectado um possível problema. O farmacêutico fornece materiais escritos suplementares, se necessário.

Antes de terminar a entrevista, o farmacêutico decide se o doente (ou o prestador de cuidados) compreende os objectivos terapêuticos e o que fazer para ajudar o doente a atingi-los.

Implementar o plano de monitorização (recolher dados de monitorização); o farmacêutico executa o plano de monitorização tal como decidido na etapa 4 (esta etapa ocorre normalmente alguns dias ou semanas após a etapa 5 e pode exigir a marcação de uma visita ou uma chamada telefónica). 5. Avaliar o progresso do doente e identificar problemas farmacoterapêuticos; ("Este doente está a progredir em direção aos objectivos terapêuticos?"). Com base nos dados de acompanhamento, nos objectivos terapêuticos e nos dados do doente, o farmacêutico avalia sistematicamente a evolução do doente. Ele ou ela avalia e documenta o seguinte: Disponibilidade; existem evidências de que o paciente está a receber a terapêutica como pretendido? Eficácia; existem provas de que o doente está a obter o benefício pretendido com a terapêutica? Efeitos adversos; o doente apresenta sinais ou sintomas consistentes com um novo problema médico que possa resultar de um acontecimento adverso ao medicamento, ou efeito secundário?

Responder aos problemas. ("Que ação devo tomar agora?"); o farmacêutico considera os problemas farmacoterapêuticos e dá-lhes seguimento. Ele ou ela exerce julgamento no interesse do paciente. A maioria das respostas segue um de dois cursos: Resolução: A resolução do problema implica cinco etapas: definir o problema; identificar a causa (rever a informação da Etapa 3 para possíveis causas); escolher soluções alternativas; selecionar a melhor alternativa; e implementar a solução, e depois monitorizar os currículos. Encaminhamento: O farmacêutico encaminha para outros (por exemplo, médicos) os problemas que não consegue resolver sozinho. Rever o registo (documentação das etapas anteriores) e completar a documentação do episódio, dos problemas detectados e das medidas tomadas. Rever ou atualizar o plano de monitorização, se necessário. O processo é cíclico e destina-se a ser repetido sempre que necessário.

Modelo escocês

Pensa-se que este modelo foi produzido a partir de um relatório do Grupo de Recursos Clínicos e Auditoria (CRAG). Acredita-se que; um processo de cuidados farmacêuticos pode ser encontrado descrito, mas não nomeado como tal, num relatório sobre "Clinical pharmacy practice in primary care" produzido pelo Clinical Resource and Audit Group (CRAG) em 1999. O CRAG é um organismo que aconselha o governo sobre questões de eficácia clínica. É presidido pelo diretor médico da Escócia. O relatório aqui referido foi elaborado por um grupo de consenso criado pelo CRAG. O seu presidente foi o Professor John Cromarty da Escola de Farmácia da Universidade Robert Gordon de Aberdeen. Antes da sua publicação, o relatório foi avaliado por membros das profissões médicas e de enfermagem.

O relatório afirma que é importante aplicar uma abordagem sistemática aos cuidados de todos os pacientes, para identificar aqueles cujas necessidades farmacêuticas não foram satisfeitas e que, consequentemente, podem ser colocados em risco devido à falta de medidas de prevenção de doenças ou de uma gestão terapêutica sub-óptima. Descreve um processo que requer: 1. Avaliação dos pacientes para identificar questões de cuidados farmacêuticos (por exemplo, os elementos da necessidade farmacêutica que podem ser abordados pelo farmacêutico). 2. Planos de cuidados farmacêuticos a serem formulados, documentados, implementados, monitorizados e revistos para os pacientes com problemas de cuidados farmacêuticos.

A avaliação dos doentes relativamente a questões de cuidados farmacêuticos requer a identificação ou confirmação das necessidades de cuidados farmacêuticos. Estas vão desde a necessidade de um medicamento até à necessidade mais complexa de um ajuste de dosagem. Ao avaliar o doente, devem ser tidos em conta todos os factores do doente e da medicação que possam predispor o doente para o risco de falha do tratamento ou de efeitos adversos. O processo de avaliação implica falar com o doente, o prestador de cuidados ou o seu representante e consultar outros membros da equipa de cuidados de saúde e a medicação e/ou os registos clínicos do doente. Os factores de risco do doente podem estar associados a: Caraterísticas do doente, como a idade, o sexo e o peso; antecedentes médicos relevantes e problemas médicos activos actuais; Factores funcionais e cognitivos, como a mobilidade, a destreza e a compreensão; Factores sociais e ambientais, como o ambiente doméstico, o consumo social de drogas e o apoio familiar; Crenças de saúde do doente, incluindo a perceção da terapêutica medicamentosa e a expetativa de cuidados.

Os factores de risco dos medicamentos podem estar associados à resposta à terapêutica medicamentosa atual e anterior, a factores de disposição dos medicamentos, como a redução da depuração renal ou hepática; a factores de toxicidade, como alergias, contra-indicações e interações; a factores de administração de medicamentos, como a complexidade do regime e dos dispositivos de administração; à utilização de medicamentos comprados e/ou terapias complementares, à comunicação de medicamentos na ausência de monitorização e análise adequadas.

Uma componente essencial do processo de avaliação consiste em falar com o doente ou o prestador de cuidados sobre a sua terapêutica medicamentosa. Se necessário, o farmacêutico pode ter de realizar uma entrevista estruturada para obter uma história clínica pormenorizada. O conhecimento da terapêutica, o conhecimento do produto e as capacidades de comunicação são utilizados para recolher pormenores sobre a utilização passada e presente de todos os medicamentos do doente. Devem ser determinados os seguintes aspectos da utilização de medicamentos: necessidades sentidas pelo doente; indicações sentidas; frequência de utilização; resultados, como resposta parcial ou total; resultados adversos, como ausência de resposta, efeitos secundários e reacções adversas a medicamentos. As entrevistas também podem revelar a utilização anterior de medicamentos, as percepções do doente sobre a doença e a terapêutica, a existência prévia de eficácia e toxicidade, incluindo alergias e hipersensibilidades, e os níveis de adesão aos regimes prescritos.

Ao considerar as acções farmacêuticas mais adequadas para alcançar um resultado desejado, devem ser tidas em conta as necessidades específicas de cada doente, por exemplo, a escolha do medicamento/regime de dosagem em relação a estados de doença/terapêutica medicamentosa concomitantes, a utilização de qualquer medicamento anterior ou da mesma classe, a aceitabilidade do doente, por exemplo, as crenças do doente em matéria de saúde, incluindo a sua perceção da terapêutica medicamentosa e as expectativas em relação aos cuidados. Questões relacionadas com a gestão dos recursos de medicamentos, por exemplo, formulários e protocolos de prática.

O registo pelo farmacêutico dos problemas de cuidados farmacêuticos e dos resultados desejados, juntamente com as acções farmacêuticas, formam um plano de cuidados farmacêuticos documentado. A implementação de um plano de cuidados pode exigir que o farmacêutico Discutir questões de cuidados farmacêuticos com o médico de clínica geral do doente ou com o seu prescritor; aconselhar o doente e/ou o(s) seu(s) prestador(es) de cuidados; providenciar para que os doentes consultem os seus prescritores ou médicos, o enfermeiro de clínica/enfermeiro distrital (por exemplo, para recolher amostras de sangue para análise) ou outros profissionais de saúde, monitorizar indicadores de progresso da doença e efeitos da terapêutica medicamentosa, providenciar alterações aos registos informáticos, providenciar a prescrição de uma receita, estabelecer a ligação com outros farmacêuticos para assegurar a continuidade dos cuidados farmacêuticos. O farmacêutico deve acordar uma estratégia de monitorização para medir os progressos no sentido de alcançar os resultados desejados. Os procedimentos de monitorização devem ser realizados a intervalos específicos, durante um período definido, antes de uma nova revisão. Os resultados activos são avaliados em relação aos resultados desejados para determinar se os problemas de cuidados farmacêuticos foram resolvidos. O plano de cuidados pode mudar à medida que os doentes desenvolvem diferentes necessidades farmacêuticas. Os planos de cuidados farmacêuticos devem acompanhar o doente se este for transferido de um contexto de cuidados de saúde para outro.

1.5 CONCEITO DE CUIDADOS FARMACÊUTICOS, FILOSOFIA E PRINCÍPIOS DE PRÁTICA, COMPETÊNCIA E BENEFÍCIOS.

A farmácia evoluiu e desenvolveu-se como uma profissão de prestação de cuidados. No entanto, ao longo do tempo, o foco desses cuidados mudou do medicamento para o doente. Durante a era da composição e fabrico dos anos 50, os farmacêuticos expressavam os seus cuidados preparando os medicamentos de acordo com procedimentos rigorosos de controlo de qualidade. Na era da dose unitária, os farmacêuticos manifestavam os seus cuidados procurando eliminar as manipulações de enfermagem desnecessárias, assegurando que os doentes recebiam os seus medicamentos e reduzindo a incidência de erros de medicação. Na era da farmácia clínica, os farmacêuticos forneciam informações sobre os medicamentos e monitorizavam a farmacocinética da terapia medicamentosa.

Atualmente, a profissão farmacêutica está a passar por uma "reprofissionalização", explorando a oportunidade de amadurecer enquanto profissão, aceitando a sua responsabilidade social de reduzir a morbilidade e a mortalidade evitáveis relacionadas com os medicamentos. Mikeal et al. (1975) definiram pela primeira vez os cuidados farmacêuticos como "os cuidados que um determinado doente necessita e recebe e que asseguram uma utilização segura e racional dos medicamentos". Embora o termo tenha sido utilizado desde então, tornou-se atual quando Brodie et al (1980) sugeriram que os cuidados farmacêuticos incluem a determinação das necessidades de medicamentos de um determinado indivíduo e a prestação, não só dos medicamentos necessários, mas também dos serviços necessários (antes, durante e após o tratamento) para garantir uma terapêutica segura e eficaz. No entanto, as mudanças que ocorreram após este trabalho centraram-se principalmente no controlo da disponibilidade e da distribuição do medicamento e não especificamente nas necessidades dos doentes no âmbito de parâmetros clínicos identificáveis.

Hepler (1987) definiu filosoficamente os cuidados farmacêuticos como uma relação de convénio entre um farmacêutico e um doente, na qual o farmacêutico desempenha funções de controlo da utilização de medicamentos (com conhecimentos e competências adequados), regidas pela consciência e pelo compromisso com os interesses do doente. Em 1990, Hepler e Strand publicaram um artigo seminal, que desenvolveu ainda mais os cuidados farmacêuticos, ligando os conceitos de filosofia e prática. Esta concetualização fundamental visualizou os cuidados farmacêuticos como a componente da prática farmacêutica que implica a interação direta do farmacêutico com o doente com o objetivo de cuidar das suas necessidades relacionadas com os medicamentos.

Hepler e Strand (1990) definiram os cuidados farmacêuticos como a prestação responsável de terapia medicamentosa com o objetivo de alcançar resultados definidos que melhorem a qualidade de vida do doente. Strand (1998) argumentou que a definição anterior era incompleta. A definição que adoptou é a de que os cuidados farmacêuticos são "uma prática em que o profissional assume a responsabilidade pelas necessidades do doente em matéria de medicamentos e se responsabiliza pela satisfação dessas necessidades". Strand dá grande ênfase à palavra "prática". Um farmacêutico que trabalhe de acordo com esta nova definição verifica todos os medicamentos que um doente está a tomar, independentemente da sua origem, avalia a sua razoabilidade e eficácia à luz do estado do doente, desenvolve um plano de cuidados e acompanha os progressos regularmente.

Uma definição mais prática que permite indicadores de desempenho qualitativos no que respeita às necessidades do doente, para além dos indicadores quantitativos mais comummente utilizados para avaliar os serviços farmacêuticos, é a de que "o farmacêutico assume a responsabilidade pelas necessidades do doente em matéria de medicamentos e é responsabilizado pela satisfação dessas necessidades. Este ponto de vista parece derivar da nova definição de cuidados farmacêuticos defendida por Strand.

A origem dos cuidados farmacêuticos foi discutida com especial ênfase no desenvolvimento da própria prática. Os objectivos iniciais da prática consistiam em aplicar os conceitos de farmácia clínica a contextos de prática comunitária ou ambulatória. Após muitas tentativas e duras lições aprendidas, tornou-se claro que as actividades de farmácia clínica não eram reconhecíveis ou reembolsáveis como serviços de cuidados aos doentes. Nesta altura, os objectivos da prática tiveram de ser revistos. Os objectivos revistos foram os seguintes: estabelecer um novo padrão para a utilização de medicamentos por um doente individual, criar uma prática de cuidados ao doente que interage com os padrões da medicina e dos cuidados de enfermagem, utilizar o vocabulário e os padrões que já existem no sistema de cuidados de saúde e obter o reconhecimento e o reembolso como um serviço de cuidados ao doente que representa efetivamente o mesmo serviço que os "cuidados farmacêuticos no resto da Europa". (Oparah, 2010).

Ao longo das últimas décadas, registaram-se movimentos no sentido de alterar o papel tradicional do farmacêutico comunitário no Reino Unido (RU), que passou de fornecedor de medicamentos a prestador de cuidados farmacêuticos. Também tem havido algum debate sobre se a promoção da saúde é parte integrante dos cuidados farmacêuticos. No Reino Unido, o termo gestão de medicamentos é amplamente utilizado em vez de cuidados farmacêuticos. Foi recentemente definido como "o processo de otimização dos resultados benéficos e de minimização dos danos causados pelos medicamentos, incluindo a revisão da medicação (monitorização da adequação) e o aconselhamento aos doentes e aos prescritores".

Especula-se que é uma questão de tempo para que os conceitos de assistência farmacêutica e gestão de medicamentos, que professam a mesma filosofia, se fundam. Além disso, o termo cuidados farmacêuticos deveria ter um apelo mais alargado, uma vez que o quarto componente da definição de Hepler e Strand (1990) engloba a promoção da saúde. Se a profissão farmacêutica procura responder às necessidades da sociedade com ênfase na terapia medicamentosa, a promoção da saúde deve ser parte integrante da prática. Anderson considera a promoção da saúde como uma componente implícita dos cuidados farmacêuticos.

Alguns atributos da assistência farmacêutica são: é centrada no doente, é orientada para os resultados, é um processo e não um acontecimento, ou seja, é necessário acompanhamento, é colaborativa com o doente e outros prestadores de cuidados, é uma responsabilidade partilhada pelos resultados da farmacoterapia.

1.5.1 A filosofia dos cuidados farmacêuticos

Os cuidados farmacêuticos são simultaneamente uma filosofia e um modelo da prática farmacêutica. Consequentemente, os cuidados farmacêuticos afectam a forma como os farmacêuticos pensam e agem. A filosofia dos cuidados farmacêuticos, tal como defendida por Hepler e Strand (1990), tem quatro componentes básicos: "necessidade social", "cuidado centrado no paciente", "cuidado e "responsabilidades do farmacêutico". (Hepler e Strand, 1990). A "necessidade social" indica que os farmacêuticos devem assegurar que a terapêutica medicamentosa de todos os doentes seja adequadamente indicada, eficaz, segura e conveniente. A única forma de os farmacêuticos o conseguirem é desenvolver uma prática em que considerem um doente de cada vez. Os problemas relacionados com a terapia medicamentosa são o coração e a alma dos cuidados farmacêuticos. (Oparah, 2010). Para efeitos práticos, os farmacêuticos devem considerar os problemas relacionados com a terapia medicamentosa como potenciais (susceptíveis de ocorrer) ou reais (que ocorrem no decurso da utilização do medicamento).

1.5.2 Necessidade social

Estudos da indústria farmacêutica indicam que, nos Estados Unidos, 1,3 milhões de hospitalizações e 63 000 mortes são causadas pelo uso incorreto de medicamentos sujeitos a receita médica todos os anos. (Johnson e Bootman, 1997), o que sugere que, num determinado ano, é dez vezes mais provável que uma pessoa se magoe devido a um medicamento receitado do que devido a um acidente de viação. Também indica que o número de pessoas que se suicidam, são assassinadas ou morrem em acidentes de viação combinado é aproximadamente igual ao número de pessoas que morrem em resultado do que sai do frasco dos medicamentos sujeitos a receita médica num determinado ano. Num relatório semelhante, 12 000 mortes e 15 000 hospitalizações devido a reacções adversas a medicamentos (RAM) foram comunicadas à FDA em 1987, e muitas não foram comunicadas. Outro relatório indicava que se poupariam 76 mil milhões de dólares em despesas de saúde e se evitariam 120 000 mortes por ano a nível nacional se os farmacêuticos fossem mais utilizados nos cuidados de saúde comunitários (Johnson e Bootman, 1995). Isto significa que por cada dólar gasto em cuidados de saúde na compra de medicamentos, é gasto um dólar adicional para lidar com a utilização incorrecta de medicamentos. Estes números preocupantes apontam para um grave problema de saúde pública. Os pobres e os idosos são os mais susceptíveis de sofrer de utilização indevida de medicamentos sujeitos a receita médica. Os farmacêuticos são os profissionais de saúde mais acessíveis e estão a ser muito subutilizados. O seu potencial de melhoria da qualidade de vida e de redução de custos é grande.

Os farmacêuticos e as suas instituições devem, portanto, deixar de olhar para dentro e começar a redirecionar as suas energias para um bem social maior. A morbilidade e a mortalidade relacionadas com medicamentos são frequentemente evitáveis e os serviços farmacêuticos podem reduzir o número de RAM, a duração da hospitalização e o custo dos cuidados (Hepler e Strand, 1990). Quando os farmacêuticos previnem as doenças induzidas por medicamentos, estão a contribuir para a saúde pública e, quando provocam uma utilização adequada dos medicamentos, prevenindo assim as complicações da doença, melhoram a qualidade de vida dos doentes. Os cuidados farmacêuticos oferecem uma oportunidade concreta de se tornar um defensor dos doentes.

Uma vez que a terapia medicamentosa está associada a riscos e benefícios, o farmacêutico é um gestor de riscos, optimizando assim o objetivo da terapia medicamentosa, melhorando os resultados existentes ou obtendo alguns onde não existiam. (Oparah e Arigbe Osula, 2003)

1.5.3 Abordagem centrada no doente

A abordagem centrada no doente significa ver o doente como um todo. Os farmacêuticos não podem escolher uma doença ou um conjunto de doentes. Os cuidados farmacêuticos são uma prática generalista. Os profissionais precisam de utilizar o mesmo processo de cuidados ao doente, independentemente do contexto da prática hospitalar ou comunitária. Os farmacêuticos precisam de compreender este conceito de "prática". Nunca tiveram uma, e precisam de compreender que uma "prática" depende dos profissionais e não depende de um local ou de um contexto. Os cuidados farmacêuticos são centrados no doente. A inclinação dos médicos é cuidar das necessidades dos doentes utilizando ferramentas de garantia de qualidade análogas aos cuidados que os farmacêuticos têm com o medicamento.

1.5.4 Cuidar

No contexto dos cuidados de saúde, "cuidar" significa algo muito específico. Há três componentes. A primeira é a avaliação das necessidades do doente. Em seguida, é necessário mobilizar recursos para satisfazer essas necessidades. Finalmente, deve haver um acompanhamento para determinar se o que foi feito foi benéfico ou não. Sem estas três componentes, não há cuidados farmacêuticos. A prestação de cuidados no contexto dos cuidados farmacêuticos é análoga aos cuidados médicos, dentários e de enfermagem, e a prestação desses cuidados exige que os farmacêuticos tenham uma orientação generalista, e não especializada, e que sejam responsabilizados pelos resultados da terapêutica medicamentosa. Cuidar dos doentes, que é o objetivo dos cuidados farmacêuticos, exige uma mentalidade diferente da farmácia tradicional. Prestar cuidados farmacêuticos pode, por exemplo, implicar estar disponível para consultas fora de horas. (Strand, 1998).

1.5.5 Responsabilidades dos farmacêuticos

Ao definir as responsabilidades dos farmacêuticos, Strand (1998) afirmou que estes tinham de ser capazes de identificar as necessidades de um doente em matéria de medicamentos e de as satisfazer melhor do que qualquer outra pessoa. Se não o fizessem, não seriam pagos como prestadores de cuidados ao doente. Os farmacêuticos tinham de construir uma clínica tal como um dentista ou um médico, um doente de cada vez. Ser responsável implica que os farmacêuticos tenham a base cognitiva e a atitude correta para prestar o serviço ao doente como uma responsabilidade profissional e não como uma opção. Os profissionais não se limitam a desempenhar funções, assumem a responsabilidade pelas funções desempenhadas. Assumir a responsabilidade pelos resultados da terapêutica representa uma área profissional turva e podem surgir conflitos profissionais. Na prática da farmácia clínica, a profissão desempenhava um papel consultivo. No modelo de cuidados farmacêuticos, os farmacêuticos teriam de partilhar a responsabilidade pelos resultados dos medicamentos que dispensam com outros prestadores de cuidados de saúde. Os cuidados farmacêuticos permitiram que os farmacêuticos reformulassem a sua abordagem à prática e, ao mesmo tempo, estão a ajudar os estudantes de farmácia a compreender a forma como a contribuição do farmacêutico para os cuidados dos doentes está a evoluir.

1.5.6 Princípios de prática dos cuidados farmacêuticos

O objetivo dos cuidados farmacêuticos é otimizar a qualidade de vida relacionada com a saúde do doente e obter resultados clínicos positivos, dentro de despesas económicas realistas. Para atingir este objetivo, é necessário: estabelecer e manter uma relação profissional. A interação entre o farmacêutico e o doente deve ocorrer para assegurar o estabelecimento e a manutenção de uma relação baseada no cuidado, na confiança, na comunicação aberta e na tomada de decisões mútuas. Nesta relação, o farmacêutico considera o bem-estar do doente primordial, mantém uma atitude adequada de preocupação com o bem-estar do doente e utiliza todos os seus conhecimentos e competências profissionais em prol do doente. Em troca, o paciente concorda em fornecer informações pessoais e preferências, e participa no plano terapêutico. O farmacêutico desenvolve mecanismos para garantir que o paciente tenha acesso aos cuidados farmacêuticos em todos os momentos.

As informações médicas específicas dos doentes devem ser recolhidas, organizadas, registadas e mantidas.

O farmacêutico deve recolher e/ou produzir informações subjectivas e objectivas sobre o estado geral de saúde e de atividade do doente, a sua história clínica anterior, a sua história de medicação, a sua história social, a sua alimentação e exercício físico, a sua história de doença atual e a sua situação económica (situação financeira e de seguro). As fontes de informação podem incluir, entre outras, o doente, as fichas e os relatórios médicos; a avaliação física/saúde efectuada pelo farmacêutico, a família ou o prestador de cuidados do doente, a seguradora e outros prestadores de cuidados de saúde, incluindo médicos, enfermeiros, médicos de nível intermédio e outros farmacêuticos. Uma vez que estas informações constituirão a base para as decisões relativas ao desenvolvimento e à subsequente alteração do plano de terapia medicamentosa, devem ser atempadas, exactas e completas, e devem ser organizadas e registadas de modo a assegurar a sua rápida recuperação e atualização, conforme necessário e adequado. As informações sobre os doentes devem ser mantidas de forma confidencial.

As informações médicas específicas do paciente devem ser avaliadas e um plano de terapia medicamentosa deve ser desenvolvido em conjunto com o paciente:

Com base numa compreensão aprofundada do doente e do seu estado ou doença e respetivo tratamento, o farmacêutico deve, em conjunto com o doente e com os outros prestadores de cuidados de saúde, se necessário, elaborar um plano de terapia medicamentosa orientado para os resultados. O plano pode ter vários componentes que abordam cada uma das doenças ou afecções do doente. Ao conceber o plano, o farmacêutico deve considerar cuidadosamente os aspectos psicossociais da doença, bem como a potencial relação entre o custo e/ou a complexidade da terapêutica e a adesão do doente. Como um dos defensores do doente, o farmacêutico assegura a coordenação da terapêutica medicamentosa com os outros prestadores de cuidados de saúde e com o doente. Além disso, o paciente deve ser informado sobre (1) os vários prós e contras (ou seja, custo, efeitos secundários, diferentes aspectos de monitorização, etc.) das opções relativas à terapia medicamentosa e (2) os casos em que uma opção pode ser mais benéfica com base no julgamento profissional do farmacêutico. Os elementos essenciais do plano, incluindo as responsabilidades do paciente, devem ser cuidadosa e completamente explicados ao paciente. A informação deve ser fornecida ao doente a um nível que este possa compreender. O plano de terapia medicamentosa deve ser documentado no registo da farmácia do doente e comunicado aos outros prestadores de cuidados de saúde do doente, se necessário.

O farmacêutico assegura que o doente dispõe de todos os fornecimentos, informações e conhecimentos necessários para executar o plano de terapia medicamentosa.

O farmacêutico que presta cuidados farmacêuticos deve assumir a responsabilidade final de assegurar que o seu doente conseguiu obter e está a utilizar adequadamente todos os medicamentos e produtos ou equipamentos conexos previstos no plano de terapia medicamentosa. O farmacêutico deve também assegurar que o doente tem um conhecimento profundo da doença e da terapia/medicamentos prescritos no plano.

O farmacêutico revê, monitoriza e modifica o plano terapêutico conforme necessário e apropriado, em concertação com o doente e outros membros da equipa de cuidados de saúde.

O farmacêutico é responsável por monitorizar a evolução do doente e por alcançar os resultados específicos de acordo com a estratégia desenvolvida no plano de terapia medicamentosa. O farmacêutico coordena as alterações do plano com o doente e com os outros prestadores de cuidados de saúde, conforme necessário e adequado, a fim de manter ou melhorar a segurança e/ou a eficácia da terapêutica medicamentosa e de ajudar a minimizar os custos globais dos cuidados de saúde. A evolução do doente é documentada com exatidão no registo da farmácia e comunicada aos outros prestadores de cuidados de saúde do doente, conforme adequado. O farmacêutico partilha informações com outros prestadores de cuidados de saúde à medida que o contexto dos cuidados muda, ajudando assim a assegurar a continuidade dos cuidados à medida que o doente se desloca entre o contexto comunitário, o contexto institucional e o contexto dos cuidados de longa duração.

Os princípios da prática incluem:

Recolha de dados: o farmacêutico realiza uma entrevista inicial com o doente com o objetivo de estabelecer uma relação de trabalho profissional e iniciar o registo de farmácia do doente. Em algumas situações (por exemplo, pediatria, geriatria, cuidados intensivos e barreiras linguísticas) pode não existir a oportunidade de desenvolver uma relação profissional e recolher informações diretamente dos doentes. Nestas circunstâncias, o farmacêutico deve trabalhar diretamente com os pais, tutores e/ou principais prestadores de cuidados do doente. A entrevista é organizada, profissional e satisfaz as necessidades de confidencialidade e privacidade do paciente. É dedicado tempo suficiente para garantir que as perguntas e as respostas possam ser totalmente desenvolvidas sem que nenhuma das partes se sinta desconfortável ou apressada. A entrevista é utilizada para recolher sistematicamente informações subjectivas específicas do doente e para iniciar um registo farmacêutico que inclua informações e dados relativos ao estado geral de saúde e de atividade do doente, à sua história clínica anterior, à sua medicação, à sua história social (incluindo a situação económica), à sua história familiar e à sua doença atual. O registo deve também incluir informações sobre os pensamentos ou sentimentos do doente e a sua perceção do seu estado ou da sua doença. O farmacêutico utiliza técnicas de avaliação da saúde/física (controlo da pressão arterial, etc.) de forma adequada e conforme necessário para obter as informações objectivas necessárias e específicas do doente. O farmacêutico utiliza fontes secundárias apropriadas para complementar a informação obtida através da entrevista inicial com o paciente e da avaliação física/saúde. As fontes podem incluir, entre outras, os registos médicos ou relatórios médicos do doente, a família do doente e os outros prestadores de cuidados de saúde do doente. O farmacêutico cria um registo de farmácia para o doente e regista com exatidão as informações recolhidas. O farmacêutico assegura que os registos do doente são devidamente organizados, mantidos actualizados e reflectem com exatidão todos os encontros entre o farmacêutico e o doente. A confidencialidade das informações contidas no registo é cuidadosamente guardada e existem sistemas adequados para garantir a segurança. A informação identificável do paciente contida no registo só é fornecida a terceiros mediante autorização do paciente ou conforme exigido por lei.

O segundo princípio prático é a avaliação da informação: O farmacêutico avalia a informação subjectiva e objetiva recolhida junto do doente e de outras fontes e, em seguida, tira conclusões sobre: (1) oportunidades para melhorar e/ou garantir a segurança, a eficácia e/ou a economia da terapia medicamentosa atual ou planeada; (2) oportunidades para minimizar problemas actuais ou potenciais futuros relacionados com medicamentos ou com a saúde; e (3) o momento de qualquer consulta futura necessária ao farmacêutico. O farmacêutico regista as conclusões da avaliação no registo médico e/ou farmacêutico. O farmacêutico discute as conclusões com o paciente, conforme necessário e apropriado, e assegura uma compreensão adequada da natureza da condição ou doença e do que se pode esperar em relação à sua gestão.

A formulação de um plano é o terceiro princípio da prática em que o farmacêutico, em conjunto com outros prestadores de cuidados de saúde, identifica, avalia e escolhe a(s) ação(ões) mais adequada(s) para (1) melhorar e/ou garantir a segurança, a eficácia e/ou a relação custo-eficácia da terapia medicamentosa atual ou planeada; e/ou (2) minimizar problemas actuais ou potenciais futuros relacionados com a saúde. O farmacêutico formula planos para afetar o resultado desejado. Os planos podem incluir, mas não se limitam a, trabalhar com o paciente, bem como com outros prestadores de cuidados de saúde, para desenvolver um protocolo de terapia medicamentosa específico para o paciente ou para modificar a terapia medicamentosa prescrita, desenvolver e/ou implementar mecanismos de monitorização da terapia medicamentosa, recomendar modificações nutricionais ou dietéticas, adicionar medicamentos não sujeitos a receita médica ou tratamentos não medicamentosos, encaminhar o paciente para uma fonte adequada de cuidados, ou instituir um protocolo de terapia medicamentosa existente. Para cada problema identificado, o farmacêutico considera ativamente as necessidades do doente e determina o resultado desejável e mutuamente acordado, incorporando-o no plano. O plano pode incluir um estado de doença específico e uma terapia medicamentosa e pontos finais de monitorização. O farmacêutico revê o plano e os resultados desejáveis com o doente e com o(s) outro(s) prestador(es) de cuidados de saúde do doente, conforme apropriado. O farmacêutico documenta o plano e os resultados desejáveis no registo médico e/ou farmacêutico do doente.

O quarto princípio da prática da assistência farmacêutica é a execução do plano. O farmacêutico e o doente tomam as medidas necessárias para implementar o plano. Estes passos podem incluir, mas não se limitam a, contactar outros prestadores de cuidados de saúde para clarificar ou modificar as prescrições, iniciar a terapêutica medicamentosa, educar o doente e/ou o(s) prestador(es) de cuidados, coordenar a aquisição de medicamentos e/ou fornecimentos relacionados, o que pode incluir ajudar o doente a ultrapassar barreiras financeiras ou barreiras de estilo de vida que possam interferir com o plano terapêutico, ou coordenar consultas com outros prestadores de cuidados de saúde para os quais o doente está a ser encaminhado. O farmacêutico trabalha com o doente para maximizar a sua compreensão e o seu envolvimento no plano terapêutico, assegura que as disposições relativas à monitorização da terapêutica medicamentosa (por exemplo, avaliação laboratorial, monitorização da tensão arterial, testes de glicemia em casa, etc.) são tomadas e compreendidas pelo doente e que este recebe e sabe como utilizar corretamente todos os medicamentos necessários e equipamento relacionado. As explicações são adaptadas ao nível de compreensão do doente e são utilizados auxiliares de ensino e de adesão, conforme indicado. O farmacêutico assegura a existência de mecanismos adequados para garantir que os medicamentos, o equipamento e os suprimentos apropriados sejam recebidos pelo paciente em tempo hábil. O farmacêutico documenta no registo médico e/ou farmacêutico as medidas tomadas para implementar o plano, incluindo os parâmetros de monitorização de base adequados, e quaisquer barreiras que tenham de ser ultrapassadas. O farmacêutico comunica os elementos do plano ao doente e/ou ao(s) outro(s) prestador(es) de cuidados de saúde do doente. O farmacêutico partilha informações com outros prestadores de cuidados de saúde à medida que o contexto dos cuidados muda, a fim de ajudar a manter a continuidade dos cuidados à medida que o doente se desloca entre o ambiente ambulatório, de internamento ou de cuidados prolongados.

A monitorização e a modificação do plano/garantia de resultados positivos é o quinto princípio dos cuidados. Envolve; o farmacêutico revê regularmente os parâmetros de monitorização subjectivos e objectivos, a fim de determinar se estão a ser feitos progressos satisfatórios no sentido de alcançar os resultados desejados, tal como descritos no plano de terapia medicamentosa. O farmacêutico e o doente determinam se o plano original deve continuar a ser seguido ou se são necessárias alterações. Se forem necessárias alterações, o farmacêutico trabalha com o doente/cuidador e os seus outros prestadores de cuidados de saúde para modificar e implementar o plano revisto, tal como descrito em "formular o plano" e "implementar os planos" acima. O farmacêutico revê o progresso contínuo na obtenção dos resultados desejados com o doente e fornece um relatório aos outros prestadores de cuidados de saúde do doente, conforme apropriado. À medida que o progresso em direção aos resultados é alcançado, o farmacêutico deve dar um reforço positivo. É estabelecido um mecanismo de acompanhamento com os doentes. O farmacêutico utiliza um juízo profissional adequado para determinar a necessidade de notificar os outros prestadores de cuidados de saúde do doente sobre o nível de adesão do doente ao plano. O farmacêutico actualiza o registo médico e/ou o registo da farmácia do doente com informações relativas ao progresso do doente, registando as informações subjectivas e objectivas que foram consideradas, a sua avaliação do progresso atual do doente, a avaliação do doente do seu progresso atual e quaisquer modificações que estejam a ser feitas ao plano. As comunicações com outros prestadores de cuidados de saúde também devem ser registadas. Os cuidados farmacêuticos são um processo de gestão da terapêutica medicamentosa que exige uma mudança na orientação das atitudes profissionais tradicionais e uma reengenharia do ambiente tradicional da farmácia. Para prestar cuidados farmacêuticos de qualidade, é necessário dispor de determinados elementos de estrutura. Alguns desses elementos são: (1) conhecimento, habilidade e função do pessoal, (2) sistemas para coleta de dados, documentação e transferência de informações, (3) processos eficientes de fluxo de trabalho (4) referências, recursos e equipamentos (5) habilidades de comunicação e (6) compromisso com a melhoria da qualidade e procedimentos de avaliação. A implementação dos cuidados farmacêuticos é apoiada por conhecimentos e competências na área da avaliação do doente, da informação clínica, da comunicação, dos princípios de ensino e aprendizagem de adultos e dos aspectos psicossociais dos cuidados. Para utilizar estas competências, as responsabilidades devem ser reavaliadas e atribuídas ao pessoal adequado, incluindo farmacêuticos, técnicos, automação e tecnologia. Um mecanismo de certificação e credenciação apoiará a implementação dos cuidados farmacêuticos. A implementação dos cuidados farmacêuticos é apoiada por sistemas de recolha de dados e de documentação que permitem a comunicação dos cuidados ao doente (por exemplo, notas de contacto com o doente, historial médico/medicamentoso), a comunicação interprofissional (por exemplo, comunicação entre médicos, comunicação entre farmacêuticos), a garantia de qualidade (por exemplo, avaliação dos resultados dos doentes, protocolos de cuidados aos doentes) e a investigação (por exemplo, dados para farmacoepidemiologia, etc.).

Os sistemas de documentação são vitais para as considerações de reembolso. A implementação dos cuidados farmacêuticos é apoiada pela incorporação dos cuidados ao doente nas actividades do farmacêutico e de outro pessoal.

A implementação dos cuidados farmacêuticos é apoiada por ferramentas que facilitam os cuidados aos doentes, incluindo equipamento para avaliar a adesão e a eficácia da terapêutica medicamentosa, materiais de recursos clínicos e materiais educativos para os doentes. As ferramentas podem incluir suporte de software informático, programas de avaliação da utilização de medicamentos (DUE), protocolos de gestão de doenças, etc. A implementação dos cuidados farmacêuticos é apoiada por uma comunicação centrada no doente; nesta comunicação, o doente desempenha um papel fundamental na gestão global do plano terapêutico.

1.5.7 Competência em cuidados farmacêuticos

A competência refere-se aos conhecimentos, atitudes, aptidões e comportamentos que um profissional adquire, acumula e desenvolve através da educação, da formação e da experiência profissional. A competência indica a capacidade de desempenhar as suas funções com precisão e confiança, de fazer juízos corretos e de interagir adequadamente com os doentes e com os colegas. A competência caracteriza-se por uma sólida base de conhecimentos, uma boa capacidade de resolução de problemas e de tomada de decisões e a capacidade de aplicar os conhecimentos e a experiência a diversas situações de cuidados aos doentes. Os componentes são apresentados a seguir:

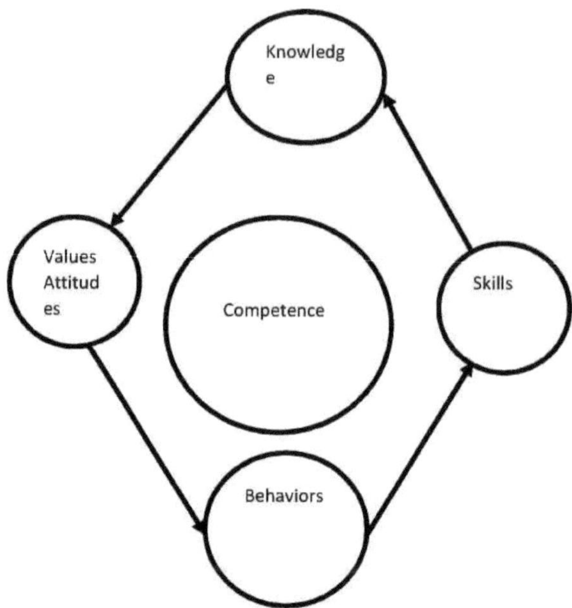

Fig. l. Competência em matéria de cuidados farmacêuticos

1.5.8 BENEFÍCIOS DOS CUIDADOS FARMACÊUTICOS PARA O DOENTE

Os cuidados farmacêuticos melhoram os resultados dos cuidados prestados aos doentes: Clínicos, humanísticos e económicos:

Taxa de cura

Redução dos sintomas-alvo

Redução das RAM

Melhora o conhecimento do paciente

Optimiza as expectativas dos doentes

Aumenta a satisfação do paciente

Melhora a qualidade de vida

Prolonga a vida

Reduz a hospitalização: frequência das visitas e duração do internamento

Reduz o custo dos cuidados de saúde para o doente

Liberta horas-homem para que o doente seja mais produtivo e ganhe mais

PARA A PROFISSÃO DE FARMACÊUTICO

Sobrevivência profissional

Melhora a imagem profissional

Promove o crescimento e o desenvolvimento profissional

Aumenta a satisfação no trabalho

Melhora as expectativas e a satisfação dos pacientes com a profissão

Proporciona ganhos adicionais ao ser reembolsado pela poupança de custos

PARA O GOVERNO

Reduz os custos crescentes dos cuidados de saúde

Reduz a carga sobre o sistema de prestação de cuidados de saúde

Aumenta a produtividade através de uma força de trabalho saudável (Opara, 2010).

1.6 NÍVEIS E FUNÇÕES DA ASSISTÊNCIA FARMACÊUTICA

As necessidades dos doentes determinam o tipo de serviços de cuidados farmacêuticos que os farmacêuticos devem prestar. Esses serviços, que são necessários para garantir os resultados desejados, são aplicações da assistência farmacêutica. O farmacêutico é responsável por alcançar o resultado desejado da terapia medicamentosa em todos os níveis do sistema de assistência farmacêutica. Os níveis de cuidados farmacêuticos estabelecidos podem fornecer à profissão farmacêutica um modelo a utilizar na avaliação dos serviços farmacêuticos em relação aos cuidados do doente. Os níveis de cuidados farmacêuticos estão organizados de acordo com o nível de cuidados, nomeadamente primário, secundário e terciário.

1.6.1 Cuidados farmacêuticos primários

Cipolle et al afirmam que os cuidados farmacêuticos são, na teoria e na prática, cuidados de saúde primários. Os temas dos focos comuns na filosofia tanto dos cuidados de saúde primários como dos cuidados farmacêuticos incluem: centrar-se no doente, abordar as doenças agudas e crónicas, dar ênfase à prevenção e implementar um sistema de documentação que registe continuamente as necessidades dos doentes e os cuidados prestados. Outros temas são: estar acessível ao primeiro contacto da linha da frente, oferecer cuidados sistemáticos contínuos, ser responsável, colocar a ênfase nos cuidados ambulatórios dos doentes, incluindo intervenções de educação para a saúde/promoção da saúde. Os cuidados farmacêuticos são também uma prática generalista. Os cuidados de saúde primários incluem todas as necessidades de cuidados de saúde de um doente, enquanto os cuidados farmacêuticos envolvem apenas as necessidades do doente relacionadas com medicamentos.

Os cuidados farmacêuticos primários começam quando se determina pela primeira vez que pode ser necessária uma terapia medicamentosa para uma doença que não exija hospitalização. As funções básicas do farmacêutico estão listadas na tabela 1.3. Além disso, o farmacêutico deve ser competente em: monitorizar o cumprimento e a utilização correta dos medicamentos; dispensar medicamentos de ambulatório com rotulagem adequada, incluindo rótulos auxiliares; aconselhar os doentes sobre a autoadministração adequada e o armazenamento de medicamentos em casa; e ajudar os médicos a escolher a dosagem correta. Os cuidados farmacêuticos primários são praticados em farmácias de ambulatório em farmácias hospitalares e comunitárias (Oparah, 2010).

As funções básicas dos cuidados farmacêuticos primários incluem: desenvolver e utilizar um perfil de medicação do doente; interpretar, questionar, clarificar, verificar e validar todas as ordens relacionadas com medicamentos. Fornecer um sistema de dispensa de medicamentos seguro e eficiente; monitorizar a terapêutica medicamentosa em termos de segurança, eficácia e resultados clínicos desejados; detetar alergias a medicamentos, interações medicamentosas, interações medicamentosas-alimentares e utilização concomitante de medicamentos; detetar e comunicar alergias a medicamentos e reacções adversas a medicamentos; recomendar terapias medicamentosas iniciais ou alternativas; responder a pedidos de informação sobre medicamentos apresentados por médicos, enfermeiros e doentes; ensinar os prestadores de cuidados de saúde e os pacientes sobre o uso de medicamentos; obter histórias de medicação por entrevista; ajudar na seleção do medicamento de escolha e das formas de dosagem; realizar avaliações do uso de medicamentos para avaliar a adequação do uso de medicamentos, alcançar os resultados terapêuticos desejados; aplicar princípios de cuidados farmacêuticos para a terapia medicamentosa selecionada.

1.6.2 Cuidados farmacêuticos secundários

A atenção farmacêutica secundária começa com a terapia medicamentosa inicial para uma condição médica mais complexa do que na atenção primária. Para além das funções básicas comuns do farmacêutico já enumeradas, são desempenhadas seis outras tarefas nos cuidados farmacêuticos secundários: gestão de terapias medicamentosas selecionadas utilizando protocolos aprovados, gestão da administração de medicamentos; prestação de serviços formais de farmacocinética; participação na reanimação cardiopulmonar; resposta às perguntas dos enfermeiros relacionadas com medicamentos; e assistência ao médico na escolha do medicamento correto e da terapia auxiliar. Os cuidados farmacêuticos secundários são praticados em instalações de cuidados agudos e em programas de cuidados especializados, como a oncologia e o controlo da dor.

1.6.3 Cuidados farmacêuticos terciários

Os cuidados farmacêuticos terciários têm lugar em instituições que prestam serviços de cuidados intensivos. Aqui, são oferecidos os serviços de farmácia clínica mais completos. Estão a ocorrer rápidas alterações farmacológicas e farmacodinâmicas no doente. Os doentes no contexto dos cuidados terciários exigem do farmacêutico os juízos, as competências e os conhecimentos mais complexos. Os cuidados farmacêuticos terciários incluem todas as funções já enumeradas, mais as funções desempenhadas nos cuidados farmacêuticos secundários. Os cuidados farmacêuticos terciários são praticados em hospitais que prestam serviços de cuidados intensivos em regime de internamento. Estas instituições têm frequentemente programas de ensino correspondentes para os prestadores.

De acordo com a Faculdade de Ciências Farmacêuticas da Universidade de Gent (2011), em termos concretos, os cuidados farmacêuticos na farmácia comunitária consistem nas seguintes actividades:

Aconselhamento no caso de medicamentos prescritos: o farmacêutico fornece informações sobre o tratamento do doente aquando da entrega dos medicamentos prescritos. De facto, está demonstrado (e é evidente na prática) que o doente se lembra apenas de uma fração da explicação dada pelo médico, porque tem de processar muita informação durante uma visita ao médico. Recomenda-se, portanto, que esta mensagem, em primeiro lugar no que diz respeito à utilização correta dos medicamentos, seja repetida pelo farmacêutico, para que os medicamentos prescritos pelo médico sejam utilizados da forma mais correta, segura e eficiente possível. Por exemplo: os cuidados farmacêuticos em caso de asma incluem o ensino da utilização correta dos inaladores e o incentivo à adesão à medicação no que diz respeito à medicação de manutenção.

Aconselhamento em caso de medicamentos de auto-cuidado: os doentes com queixas de saúde ligeiras dirigem-se frequentemente ao farmacêutico para obter um medicamento de venda livre antes de consultarem um médico. Nestes casos de pedidos de aconselhamento, o farmacêutico deve ser capaz de avaliar corretamente as queixas e deve distinguir entre as queixas que requerem a consulta de um médico e as queixas que podem ser tratadas por automedicação. Neste último caso, a intenção é que o farmacêutico ajude o doente a fazer uma escolha racional, baseada em provas, no âmbito da gama de medicamentos OTC disponíveis e que lhe dê conselhos profissionais de auto-cuidado.

Evitar os erros de medicação: para reduzir ao máximo o seu risco, o farmacêutico rastreia ativamente as interações medicamentosas clinicamente relevantes; está atento aos erros de prescrição e vigia os casos de automedicação dos doentes, por exemplo, a automedicação com medicamentos OTC-NSAID em doentes que utilizam anticoagulação oral.

Educação para a saúde e prevenção: os cuidados farmacêuticos também implicam que a educação para a saúde e a prevenção sejam efectuadas na farmácia (oralmente e/ou por escrito através de cartazes/pastas). Isto pode ser feito encorajando a vacinação (por exemplo, a vacinação contra a gripe em grupos de risco), prestando apoio na deteção de doenças (por exemplo, diabetes) e encaminhando os doentes quando ocorrem ou se agravam complicações de doenças existentes (estimulando, por exemplo, os doentes com diabetes a fazerem exames regulares aos pés e aos olhos). Recomenda-se a elaboração de acordos regionais entre médicos e farmacêuticos no que respeita a esta educação para a saúde, a fim de transmitir ao doente uma mensagem inequívoca.

Cooperação com o médico (de família): os cuidados farmacêuticos são uma forma de cooperação pluridisciplinar, o que significa que o farmacêutico e o médico e, eventualmente, outros prestadores de cuidados unem esforços para chegar a um tratamento ótimo para o doente em relação a um certo número de elementos específicos, sendo possível uma deliberação concreta com o médico de família:

Repetição da mesma mensagem ao doente no que respeita à utilização de medicamentos, dissuasão da utilização, por exemplo, em caso de abuso, estilo de vida, alimentação.

Informar o médico e prestar assistência em caso de problemas relacionados com medicamentos, por exemplo, efeitos secundários, interações, abuso de medicamentos. Consulta sobre os medicamentos genéricos, por exemplo, o que fazer se um medicamento genérico prescrito não estiver disponível. Acordos relativos ao serviço de assistência. Encaminhamento de doentes da farmácia para o médico de família em caso de determinadas queixas ou problemas relacionados com medicamentos

De acordo com Oparah et al (2006), as actividades básicas dos cuidados farmacêuticos primários incluem: desenvolver e utilizar um perfil de medicação do doente. interpretar, fazer perguntas, clarificar, verificar e validar todas as ordens relacionadas com medicamentos, fornecer um sistema de dispensa de medicamentos seguro e eficiente, monitorizar a terapêutica medicamentosa em termos de segurança, eficácia e resultados clínicos desejados, detetar alergias a medicamentos, interações medicamentosas, interações medicamentosas-alimentares e utilização concomitante de medicamentos, detetar e notificar alergias a medicamentos e reacções adversas a medicamentos, recomendar terapias medicamentosas iniciais ou alternativas responder a pedidos de informação sobre medicamentos apresentados por médicos, enfermeiros e doentes, ensinar os prestadores de cuidados de saúde e os doentes sobre a utilização de medicamentos, obter histórias de medicação através de entrevistas aos doentes, prestar assistência na seleção do medicamento de eleição e das formas de dosagem, realizar avaliações da utilização de medicamentos para aferir a adequação da utilização de medicamentos e a obtenção dos resultados terapêuticos desejados, aplicar os princípios dos cuidados farmacêuticos à terapêutica medicamentosa selecionada. Este facto está de acordo com o que Cipolle (1998) e Smith (1991) já referiram.

Os serviços de cuidados farmacêuticos prestados pelos farmacêuticos na Índia, de acordo com Sreelalitha et al (2012), incluem a recolha e a organização de informações específicas do doente, a determinação da presença de problemas de terapia medicamentosa, o resumo das necessidades de cuidados de saúde do doente, a especificação de objectivos farmacoterapêuticos, a conceção de um regime farmacoterapêutico, a conceção de um plano de monitorização, elaborar um regime farmacoterapêutico e o respetivo plano de monitorização em colaboração com o doente e outros profissionais de saúde, iniciar o regime farmacoterapêutico, monitorizar os efeitos do regime farmacoterapêutico, reformular o regime farmacoterapêutico e o plano de monitorização, assistir o médico na escolha do medicamento adequado. Os farmacêuticos que desempenham um papel vital na prevenção dos erros de medicação devem compreender que estes não são culpa de nenhum profissional de saúde individual, mas representam antes o fracasso de um sistema de cuidados de saúde complexo. O farmacêutico deve, portanto, em colaboração com os médicos e outros profissionais de saúde, contribuir para a melhoria da qualidade de vida dos doentes, informando-os e educando-os, respondendo às suas perguntas e, ao mesmo tempo, monitorizando o tratamento que recebem e efectuando a sua própria avaliação da saúde dos doentes.

Num estudo prospetivo realizado por Kumar e Kumar em 2012 para identificar problemas de terapia medicamentosa entre os doentes internados e medir os resultados clínicos decorrentes das intervenções reactivas e passivas dos farmacêuticos num hospital universitário indiano, os resultados mostraram que, de um total de 386 intervenções, 261 foram reactivas (foram identificados 261 PRD em 89 doentes) e 125 foram intervenções passivas. As DRP mais comuns foram a utilização de medicamentos sem indicação.

Shargel (2010) enumerou as competências, actividades e serviços inerentes à prestação de cuidados farmacêuticos da seguinte forma: a. **Avaliação do doente:** avaliação física, barreiras à adesão e questões psicossociais. **Educação e aconselhamento do doente:** competências de comunicação (ex, empatia, ouvir, falar ou escrever ao nível de compreensão do doente,) capacidade de motivar, inspirar, desenvolver e implementar um plano de educação do doente com base numa avaliação inicial da educação, identificação e resolução de obstáculos à adesão, c. **Planos de cuidados farmacêuticos específicos para os doentes:** reconhecimento, prevenção e gestão das interações medicamentosas, farmacologia e terapêutica (inovadora e convencional), interpretação de análises laboratoriais, conhecimento dos recursos comunitários, encaminhamento profissional, comunicação e relação com os prestadores de serviços médicos comunitários, d. **Protocolos de tratamento medicamentoso:** desenvolver e manter protocolos, seguir protocolos como clínico farmacêutico, monitorizar a adesão dos agregados aos protocolos de tratamento (por exemplo e. **Ajuste de dosagem:** identificar pacientes em risco de resposta exagerada ou subterapêutica, aplicar princípios farmacocinéticos para determinar a dosagem específica do paciente, pedir e interpretar testes relevantes em intervalos de tempo corretos para avaliar o ajuste de dosagem (por exemplo **f. Seleção de alternativas terapêuticas:** utilizar eficazmente os recursos de informação sobre medicamentos, rever e criticar a literatura sobre medicamentos, elaborar análises comparativas para apoiar decisões terapêuticas, g. **Autoridade prescritiva:** em locais ou posições de prática designados, h. **Serviços preventivos:** imunizações, rastreios, educação para a saúde e o bem-estar. I. **Aptidões de gestão:** planear, dirigir e implementar actividades de cuidados farmacêuticos numa variedade de ambientes de prática, tais como farmácia comunitária, contextos de cuidados ambulatórios, cuidados geridos ou contratuais, serviços de saúde ao domicílio, instalações de cuidados de longa duração, prática hospitalar em regime de internamento e outros, atribuição de recursos. Os farmacêuticos que se especializam nesta filosofia crescente podem ter um impacto significativo e positivo no doente, no sistema de cuidados de saúde e em si próprios.

Oparah (2010), no seu trabalho sobre o conceito, a filosofia, a competência e os benefícios dos cuidados farmacêuticos, delineou os comportamentos dos cuidados farmacêuticos como **novas actividades** que incluem individualizar o regime de tratamento para o doente, obter valores laboratoriais aplicáveis, estabelecer um plano de monitorização, identificar as alternativas terapêuticas, obter a história clínica do doente, obter a história de adesão do doente, obter a história social do doente, obter ou medir os sinais vitais do doente, identificar os objectivos terapêuticos desejados do doente, e **actividades tradicionais que, segundo ele, incluem** aconselhar sobre um medicamento sujeito a receita médica, obter informações sobre os sintomas do doente, fazer uma recomendação/intervenção com o doente, obter o historial de medicação do doente, obter a descrição do doente, dado que existe um problema, identificar um problema relacionado com um medicamento específico do doente, fazer uma recomendação/intervenção com ou sem medicamento e **documentar** uma intervenção com um doente e o médico do doente, documentar as actividades de cuidados farmacêuticos num sistema informatizado ou manual.

Além disso, tabulou as funções de cuidados farmacêuticos de um farmacêutico como "critérios de processo de cuidados farmacêuticos", tal como consta do quadro 1.8, do seguinte modo Recolher informações sobre a prescrição, introduzir a prescrição no computador ou na máquina de escrever, rever os perfis dos doentes para detetar problemas de terapia medicamentosa, obter o stock adequado de medicamentos, rotular o recipiente dos medicamentos, verificar a consistência do rótulo da prescrição, do frasco de stock e da prescrição, dar a prescrição a um doente, explicar o nome do medicamento, a indicação, o regime de dosagem, os possíveis efeitos adversos e as interações medicamentosas, fornecer informações escritas sobre a indicação, a frequência de dosagem e os possíveis efeitos adversos, documentar a utilização de medicamentos, rever o perfil do doente, monitorizar a terapêutica medicamentosa, telefonar para acompanhamento, verificar a tensão arterial, documentar auditorias de conformidade, rastrear o colesterol, perguntar sobre problemas com a medicação, telefonar ao prescritor com um possível erro de prescrição ou recomendação, responder a perguntas dos doentes, responder a perguntas dos médicos.

Segundo ele, o farmacêutico, no decurso da prestação de cuidados farmacêuticos, deve estar disposto a ouvir tudo o que o doente diz, ser empático, simpático, preocupado e atencioso. Strand et al (2004) apresentaram as funções dos cuidados farmacêuticos como critérios de processo e padrões de cuidados da seguinte forma: (a) **Avaliação:** (i) o profissional recolhe informações relevantes específicas do doente para utilizar na tomada de decisões relativas a todas as terapias medicamentosas; (ii) o profissional analisa os dados da avaliação para determinar se as necessidades do doente em matéria de medicamentos estão a ser satisfeitas, se todos os medicamentos do doente estão adequadamente indicados, se são os mais eficazes disponíveis, se são os mais seguros possíveis e se o doente é capaz de tomar os medicamentos como previsto.(b) **Identificação de problemas de terapia medicamentosa:** o médico analisa os dados da avaliação para determinar se existem problemas de terapia medicamentosa. (c) **Desenvolvimento do plano de cuidados:** **(i)** o médico identifica os objectivos da terapia que são individualizados para o doente.(ii) desenvolve um plano de cuidados que inclui intervenções para resolver problemas de terapia medicamentosa, atingir os objectivos da terapia e prevenir problemas de terapia medicamentosa, (iii) desenvolve um calendário de acompanhamento e avalia a eficácia das terapias medicamentosas e avalia quaisquer eventos adversos experimentados pelo paciente, (d) **avaliação de acompanhamento:** o médico avalia os resultados reais do paciente e determina o progresso do paciente no sentido de atingir os objectivos da terapia, determina se existem quaisquer questões de segurança ou de conformidade e avalia se surgiram novos problemas de terapia medicamentosa.

Oparah et al (2006) in their work on impact of an educational intervention on the behavioral pharmaceutical care scale, outlined pharmaceutical care behaviour/activities as follows: to provide advice about non-prescription medication, identify patient-specific drug related problem, e.g. not taking drug, receiving wrong drug, taking too much drug, obtain patient's symptoms, e.Obter os sintomas do doente, por exemplo, tosse, tonturas, diarreia, boca seca, náuseas, fazer uma recomendação a um doente se for identificado um problema relacionado com medicamentos, por exemplo, incumprimento, obter o historial de medicação do doente, por exemplo, medicamento atual, medicamento anterior, alergias a medicamentos, obter o historial de cumprimento do doente, fazer uma recomendação de medicamento ou não medicamento ao médico do doente se for identificado um problema relacionado com medicamentos, por exemplo hipertensão não controlada, terapia duplicada, individualizar o regime de tratamento para o paciente, obter os problemas médicos do paciente, gravidade, prognóstico, identificar o objetivo terapêutico desejado pelo paciente para a sua terapia medicamentosa, monitorizar o resultado do paciente para determinar se os objectivos terapêuticos foram atingidos, identificar alternativas terapêuticas para atingir os objectivos desejados pelo paciente, estabelecer um plano de monitorização para acompanhar a evolução do doente em relação aos objectivos terapêuticos, documentar uma intervenção com um doente, manual ou informatizada, se for necessária uma intervenção, documentar uma intervenção com o médico do doente, manual ou informatizada, se for necessária uma intervenção, documentar as actividades de Cuidados Farmacêuticos num sistema informatizado ou manual, obter a descrição do doente, e.**obter a descrição do doente,** por exemplo, idade, sexo, peso, **obter a história social do doente,** por exemplo, tabagismo, álcool, **obter/medir os sinais vitais do doente,** por exemplo, tensão arterial, frequência cardíaca, obter valores laboratoriais aplicáveis, por exemplo, níveis de medicamentos, electrólitos, função renal, etc.

Hepler e Strand (1990), no seu trabalho sobre oportunidades e responsabilidades na assistência farmacêutica, referiram que a assistência farmacêutica envolve três funções em nome do doente. (1) Identificar problemas potenciais e reais relacionados com os medicamentos. (2) Resolução de problemas efectivos relacionados com medicamentos. (3) Prevenir potenciais problemas relacionados com os medicamentos. A resolução e a prevenção destes problemas relacionados com os medicamentos (PRM) conduzem à conceção, à aplicação e ao acompanhamento de um plano terapêutico que o farmacêutico considera que permitirá atingir o objetivo terapêutico de forma óptima. A Associação Americana de Farmacêuticos (AphA), através de um grupo de consenso que engloba numerosas instituições farmacêuticas e coordenado pela AphA, elaborou a Classificação das Actividades da Prática Farmacêutica (PPAC), um documento dividido em quatro áreas ou domínios, a saber

Domínio A: Assegurar uma terapia e resultados adequados (assegurar uma farmacoterapia adequada, assegurar a compreensão/adesão do doente ao seu plano de tratamento, monitorizar e comunicar os resultados).

Domínio B: Dispensa de medicamentos e dispositivos.

Domínio C: Promoção da saúde e prevenção de doenças.

Domínio D: Gestão de sistemas de saúde.

Cada domínio inclui classes de actividades mais específicas, sendo que as do domínio A estão diretamente relacionadas com a prática dos cuidados farmacêuticos. O PPAC fornece uma linguagem comum que, se utilizada de forma coerente por investigadores e outros, produzirá dados comparáveis entre estudos.

Questões semelhantes estão a ocorrer no resto dos países industrializados. Em Espanha, o Ministério da Saúde patrocinou um comité de peritos que elaborou o Consenso Espanhol sobre os Cuidados Farmacêuticos, que inclui os três serviços cognitivos básicos do farmacêutico:

Dispensa, consulta farmacêutica e prescrição sem receita médica e acompanhamento da terapia medicamentosa (DTF), de acordo com a filosofia de cuidados farmacêuticos de Hepler e Strand.

Martin-Calero et al (2004) e a Sociedade Americana de Farmacêuticos Hospitalares (ASHP) consideram que a prestação de cuidados farmacêuticos implica que os farmacêuticos utilizem a sua perspetiva e conhecimentos únicos sobre a terapêutica medicamentosa para avaliar os problemas reais e potenciais dos doentes relacionados com a medicação. Para tal, necessitam de acesso direto a informações clínicas sobre cada doente. Em cooperação com outros profissionais e tendo em conta os seus conhecimentos e avaliações profissionais únicos, fazem juízos sobre a utilização de medicamentos e defendem a sua utilização óptima para cada doente. Os cuidados farmacêuticos incluem a participação ativa do doente (e dos prestadores de cuidados designados, como os membros da família) em questões pertinentes ao uso da medicação.

De acordo com Kumar e Kumar (2012), as principais actividades envolvidas nos cuidados farmacêuticos são a **avaliação,** como a elaboração de um historial da medicação e a identificação de problemas reais e potenciais relacionados com medicamentos (PRM), **o desenvolvimento de um plano de cuidados farmacêuticos,** como a elaboração e implementação de recomendações e parâmetros de monitorização para resolver e prevenir os PRM, e **a avaliação,** como o acompanhamento para determinar se os resultados clínicos foram alcançados. Apesar dos excelentes benefícios e do perfil de segurança da maioria dos medicamentos, os problemas relacionados com os medicamentos representam um risco significativo para os doentes e afectam negativamente a sua qualidade de vida, aumentando o internamento e os custos globais dos cuidados de saúde. No entanto, a otimização da terapêutica medicamentosa pode eliminar os PRM, potencialmente salvar vidas e melhorar a qualidade de vida dos doentes. O aumento da utilização de medicamentos e a disponibilidade de novas terapias medicamentosas aumentam potencialmente o risco de os doentes sofrerem acontecimentos adversos a medicamentos iatrogénicos (efeitos adversos ou complicações causados por ou resultantes de tratamento ou aconselhamento médico) nos hospitais. Os acontecimentos adversos iatrogénicos com medicamentos são importantes a ter em conta porque podem não só prolongar o tempo de permanência no hospital, mas também aumentar as despesas globais com os cuidados de saúde. A terapêutica medicamentosa tornou-se tão difícil que não se espera que um único profissional consiga otimizar a terapêutica medicamentosa e controlar sozinho os PRM. Atualmente, existe um problema nos cuidados médicos que requer urgentemente a atenção de especialistas, nomeadamente a morbilidade e a mortalidade relacionadas com os medicamentos.

Um problema relacionado com medicamentos (PRM) é definido como um acontecimento ou circunstância que interfere efectiva ou potencialmente com os resultados de saúde desejados. Os PRM podem levar a uma farmacoterapia ineficaz e podem causar morbilidade e mortalidade relacionadas com medicamentos. A maioria dos PRM é evitável e os farmacêuticos clínicos estão a assumir um papel ativo na prevenção e resolução dos PRM. Os problemas relacionados com medicamentos (PRM), como a prescrição inadequada, as interações medicamentosas clinicamente relevantes, a não adesão e as reacções adversas a medicamentos, são os PRM mais frequentemente encontrados. Estes problemas podem ser bem prevenidos ou minimizados se forem introduzidas alterações na terapia medicamentosa através dos serviços de cuidados farmacêuticos. As intervenções na prescrição pelo farmacêutico podem ser feitas através de campanhas activas que procuram alterar a prescrição em áreas específicas. A utilização de diretrizes, especialmente quando apoiadas por visitas pessoais, reduz a utilização inadequada de antibióticos, a terapia de nutrição parentérica e outras classes de medicamentos. O efeito de tais intervenções específicas pode ser transitório e requer revisões regulares. Na Índia, não existem diretrizes para a utilização de medicamentos, pelo que um programa deste tipo só será possível após a elaboração de diretrizes para o medicamento em questão.

As intervenções iniciadas por farmacêuticos, também designadas por intervenções reactivas, são definidas como conselhos não solicitados ao médico se se considerar que é aconselhável uma alteração do medicamento, da dose, da frequência, da via ou de qualquer aspeto da terapêutica medicamentosa. As intervenções passivas envolvem o fornecimento de informações sobre medicamentos aos profissionais de saúde sobre vários aspectos dos medicamentos, desde a dose, a via de administração até aos acontecimentos adversos e às interações medicamentosas.

1.7 PROBLEMAS DE TERAPIA MEDICAMENTOSA

Deve ser reconhecido e apreciado que, sem problemas de terapia medicamentosa, não haveria necessidade de cuidados farmacêuticos. O resultado da prestação fragmentada de serviços farmacêuticos sem a colaboração do doente e de outros prestadores de cuidados é uma série de problemas relacionados com os medicamentos, incluindo: elevada taxa de erros de medicação, taxa excessiva de reacções adversas a medicamentos, interação entre medicamentos, incompatibilidades entre misturas de medicamentos, doenças induzidas por medicamentos, utilização ineficaz da mão de obra no sector da saúde, reacções a testes laboratoriais de medicamentos, contribuição dos médicos para os erros de medicação, desperdício de medicamentos, custo elevado do sistema de medicação hospitalar. (Smith 1988) Um problema de terapêutica medicamentosa é qualquer acontecimento indesejável vivido pelo doente que envolva ou se suspeite que envolva a terapêutica medicamentosa e que interfira efectiva ou potencialmente com um resultado desejado pelo doente. O termo é utilizado para designar um acontecimento relacionado com medicamentos passível de deteção, tratamento ou prevenção. Um problema de terapia medicamentosa é também uma situação que, se não for resolvida, impede o doente de usufruir de todos os benefícios da terapia medicamentosa. Para ser reconhecido como um problema de terapia medicamentosa, o doente, o

o médico e o farmacêutico têm de concordar que existe um problema e que a terapêutica é alterada em resultado disso. Os cuidados farmacêuticos são um processo multidisciplinar. Por outras palavras, os farmacêuticos trabalham em colaboração com os doentes e outros prestadores de cuidados, assumindo simultaneamente a responsabilidade de satisfazer as necessidades do doente em matéria de medicamentos. Os problemas da terapia medicamentosa não são problemas médicos, mas resultam do tratamento de problemas médicos e, por conseguinte, agravam os problemas que estão a ser tratados. As diferentes classes de problemas de terapia medicamentosa são apresentadas no quadro 1.2.

Tabela 1.2. Classes de problemas de terapia medicamentosa
Terapia medicamentosa desnecessária (por exemplo, terapia duplicada)
Medicamento errado (incluindo a forma de dosagem)
Dosagem demasiado baixa (dose, frequência, duração)
Dosagem demasiado elevada (dose, frequência, duração)
Reação adversa a medicamentos
Interação medicamentosa (farmacêutica, farmacodinâmica, farmacocinética)
Adesão inadequada
Terapia medicamentosa adicional (adesão não tratada)

Oparah et al 2010

Cipolle *et al (1998)* elaboraram categorias de problemas de terapia medicamentosa. A compreensão das categorias é imperativa para a implementação sistemática do processo de cuidados farmacêuticos.

Quadro 1.3 Explicação das categorias de problemas de terapia medicamentosa

O doente está a tomar uma terapêutica medicamentosa que é desnecessária, tendo em conta o seu estado atual.
O doente tem uma doença para a qual está a ser tomado o medicamento errado
O doente tem uma condição médica para a qual está a ser tomada uma quantidade insuficiente do medicamento correto (dose, frequência e duração).
O doente tem uma doença para a qual está a ser tomada uma quantidade

excessiva do medicamento correto.

O doente tem uma condição médica resultante de uma reação adversa ao medicamento.

O doente tem uma condição médica resultante de interações medicamentosas clinicamente significativas

O doente tem uma condição médica resultante da não toma do medicamento

tomar os medicamentos de forma adequada (explorar as doses falhadas e os motivos)

O paciente tem uma condição médica que requer o início de uma terapia nova ou adicional (indicação não tratada).

Cipolle ET al.1998

1.7.1 Causas de problemas de terapia medicamentosa

As causas dos problemas relacionados com os medicamentos são multifactoriais e a sua avaliação tem-se baseado em factores como a prescrição inadequada, a administração inadequada, o comportamento inadequado do doente, a idiossincrasia do doente e a monitorização inadequada. Tomechko et al. (1995) apontaram cinco necessidades dos doentes em matéria de medicamentos, nomeadamente: 1) indicação adequada, 2) eficácia, 3) segurança, 4) adesão/conformidade e 5) indicação não tratada, que resultaram em problemas de terapia medicamentosa e respectivas causas; será lógico incluir a interação medicamentosa numa classe separada. Os problemas resultantes das necessidades não satisfeitas dos doentes em matéria de medicamentos são ilustrados no quadro 1.3 e os possíveis problemas são apresentados no quadro 1.4.

Quadro 1.4 Problemas resultantes de necessidades relacionadas com a droga não satisfeitas

Necessidade relacionada com a droga	Problemas de terapia medicamentosa
Indicação adequada	1. Terapêutica medicamentosa desnecessária
Eficácia	2. Medicamento errado
3. Dosagem demasiado baixa Segurança	4. Dosagem demasiado elevada
5. Reacções adversas a medicamentos	7. Adesão inadequada
6. Interação medicamentosa Adesão	
Indicação não tratada	8. Necessita de terapêutica medicamentosa adicional

Tomechko et al (1995)

Tabela 1.5 Causas de problemas de terapia medicamentosa

Problema de terapia medicamentosa	Causa
Terapia medicamentosa desnecessária	Sem indicação médica
	Dependência/consumo de drogas recreativas
	Terapia não medicamentosa mais adequada
	Terapia duplicada
	Tratamento de reacções adversas evitáveis
Medicamento errado	Forma de dosagem inadequada
	Contraindicação presente
	Condição refractária ao medicamento
	Medicamento não indicado para a doença
	Medicamento mais eficaz disponível
Dosagem demasiado baixa	Dosagem incorrecta
	Frequência inadequada
	Duração inadequada
	Armazenamento incorreto
	Administração incorrecta
	Interação medicamentosa
Dosagem demasiado elevada	dose errada
	frequência inadequada
	duração inadequada
	Interação medicamentosa
Interação medicamentosa adversa	medicamento não seguro para o doente
	Reação alérgica administração incorrecta
	Interação medicamentosa
	Aumento/diminuição demasiado rápida da dose
	Efeito indesejável
Adesão inadequada	Medicamento não disponível
	não pode pagar o medicamento

	não consegue engolir/administrar o medicamento
	Não compreende as instruções
	O doente prefere não tomar o medicamento
Necessita de terapia medicamentosa adicional	Condição não tratada
	Terapia sinérgica
	Terapia profiláctica

Tomeckho MA et al (1995)

1.7.2 Identificação de problemas na terapia medicamentosa

Os farmacêuticos devem adquirir as competências necessárias para identificar, melhor do que ninguém, os problemas potenciais e reais da terapia medicamentosa. Devem ser adquiridos dados relevantes sobre os doentes e aplicadas competências de pensamento crítico. Comparar todos os medicamentos com as condições/queixas médicas para verificar se cada medicamento está a tratar uma condição e se cada condição está a ser tratada com ou sem medicamentos.

Há necessidade de um medicamento? ou seja, indicação. Em caso negativo, terapia medicamentosa desnecessária (A)

Em caso afirmativo, o medicamento é seguro e eficaz para a doença? Em caso negativo, medicamento errado (B)

Em caso afirmativo, a dose, a frequência e a duração são adequadas? Em caso negativo, a dose é demasiado baixa ou demasiado elevada (D)

Em caso afirmativo, é provável que o doente sofra uma reação adversa ao medicamento? Em caso afirmativo, reação adversa ao medicamento (E)

Existe uma probabilidade de interação medicamentosa? Em caso afirmativo, interação medicamentosa (F)

A adesão do doente é adequada? Em caso negativo, adesão inadequada (G)

Existe alguma doença/queixa que necessite de medicação mas que não esteja a ser tratada? Em caso afirmativo, indicação não tratada/terapêutica medicamentosa adicional (H)

1.7.3 Cuidados farmacêuticos e redução de custos

A redução de custos resultante das intervenções do farmacêutico na terapia medicamentosa tem sido cada vez mais documentada na literatura. Os estudos indicam uma melhoria da qualidade de vida dos doentes e um maior potencial de lucro para a farmácia. (Bootman 1986). Um grande estudo efectuado por Rupp e colegas (1992) observou que cerca de 2% das receitas examinadas continham um ou mais erros de prescrição. Descobriram que as intervenções dos farmacêuticos produziam um valor acrescentado de 2,32 dólares por cada receita aviada. (Rupp et al., 1992). A determinação do valor acrescentado baseou-se no custo direto estimado das despesas com cuidados médicos devido às intervenções dos farmacêuticos participantes. Pediu-se aos avaliadores especialistas que determinassem os cuidados médicos que seriam necessariamente necessários para tratar os pacientes. Cada nível de cuidados médicos foi então dividido pelo número de prescrições para obter o valor acrescentado por prescrição.

Um estudo realizado no Minnesota por Iverson concluiu também que 2% das receitas necessitavam de correcções de dosagem ou de outras medidas. (Iverson, 1912). Iverson concluiu que a poupança de custos ascendia a 16,74 dólares por receita. Outro estudo efectuado por Rupp concluiu que foram evitados 123 dólares em custos de cuidados médicos através das intervenções dos farmacêuticos. (Rupp MT 1992). Rupp e DeYoung descobriram que os erros de prescrição por parte dos médicos representavam os erros mais comuns detectados no processo de prescrição. (Rupp 1991). Noutros locais, a influência dos farmacêuticos produziu menores despesas com medicamentos e, nalguns casos, a administração de menos doses. (Bussieres et al., 1991). Em contextos de cuidados geridos, calculou-se que as intervenções dos farmacêuticos permitem poupar 24 dólares por intervenção^ Davies et al., 1990). Noutro estudo, Harrington e colaboradores descreveram poupanças de custos associadas à formação de médicos e à influência nos padrões de prescrição de AINE, medicamentos antiulcerosos, agentes hipolipemiantes e antibióticos. (Harrington C A et al., 1994). Descobriram que os farmacêuticos pouparam uma média de 6200 dólares por intervenção ao longo de vários meses, trabalhando num modo de colaboração não ameaçador com médicos de cuidados primários. (Harrington et al., 1994).

1.8 BARREIRAS À IMPLEMENTAÇÃO DOS CUIDADOS FARMACÊUTICOS

Segundo a Wikipédia, a enciclopédia livre, as barreiras (impedimento, tropeço ou obstáculo) são objectos, coisas, acções ou situações que causam obstruções. As barreiras que impedem a implementação da assistência farmacêutica são as seguintes

1.8.1 Atitudes dos farmacêuticos

Uma vez que os cuidados farmacêuticos são orientados para o profissional, os obstáculos relativos ao farmacêutico são os mais importantes. Estas incluem o conhecimento, a atitude, as competências, a compreensão dos cuidados farmacêuticos e a orientação para a dispensa tradicional (alguns podem argumentar que a sua escolha da farmácia como carreira foi informada pela sua natureza orientada para os produtos), interesses e falta de tempo, inércia e energia pessoal. Os factores de atitude podem representar obstáculos fundamentais à concretização do contributo dos farmacêuticos para a sociedade (Knapp, 1979)

1.8.2 Definição

Embora a prática dos cuidados farmacêuticos, tal como defendida por Strand (1998), dependa do profissional e não do contexto, um contexto adequado facilitaria o processo. A partir dos relatórios da literatura, o modelo de prática farmacêutica desenvolvido no Minnesota foi concebido para as farmácias comunitárias. Muitos consideram a falta de dados sobre os doentes e o acesso ao médico prescritor como potenciais obstáculos. Outros constrangimentos neste contexto incluem a falta de pessoal de apoio com formação/delegação de tarefas de dispensa e a falta de uma área de aconselhamento. (Farris e Schopflocher, 1999). Uma área de aconselhamento deveria ser um requisito mínimo dentro da farmácia. Num país como a Nigéria, onde a colaboração entre médicos e farmacêuticos é fraca, o contexto da farmácia comunitária oferece uma boa oportunidade para a prática dos cuidados farmacêuticos. Os cuidados farmacêuticos são também praticados em hospitais, consultórios de médicos de clínica geral e organizações de cuidados geridos. Os inquéritos descreveram uma prática num consultório médico e o contexto eliminou ou diminuiu algumas das barreiras. Nos EUA, o domicílio e os centros de cuidados paliativos oferecem possibilidades de colaboração entre os profissionais de saúde.

1.8.3 Atitudes e expectativas do público

A atribuição de papéis a uma profissão depende da perceção que o público tem da profissão, pelo que as profissões têm papéis sociais antecipatórios. Há locais onde o público não espera que os farmacêuticos desempenhem determinadas funções de cuidados de saúde, o que pode ser um fator de desmotivação. Por exemplo, a promoção da saúde é uma parte integrante dos cuidados farmacêuticos. Um inquérito sobre os pontos de vista dos consumidores no Reino Unido indicou que muitos consumidores não consideravam que os farmacêuticos comunitários desempenhassem um papel na promoção da saúde, contrariamente às presunções dos profissionais. (Anderson, 1998). Na Nigéria, onde a automedicação com medicamentos de venda livre e com receita médica é elevada, as expectativas dos doentes em relação aos farmacêuticos para gerir as suas terapias medicamentosas podem ser bastante elevadas. As percepções e expectativas dos consumidores mudam com base na experiência anterior. Há indicações de que as expectativas dos doentes em relação à farmácia melhoram com a prestação de cuidados farmacêuticos, à medida que o farmacêutico aumenta a sua interação com os doentes. (Erstad et al., 1994)

1.8.4 Falta de normas

Os cuidados farmacêuticos falharão se cada organização farmacêutica ou farmacêutico individual for autorizado a definir os cuidados farmacêuticos de acordo com a sua própria agenda. (Al- shaqha e Zairi, 2001). Talvez o próximo passo mais importante que temos pela frente seja chegar a acordo sobre um método normalizado para os cuidados farmacêuticos. É importante decidir quais os métodos que os farmacêuticos utilizarão para recolher informações sobre os doentes utilizadas para identificar e resolver problemas relacionados com os medicamentos, bem como para documentar a prática. Na nossa opinião, a criação de um sistema de documentação dos cuidados farmacêuticos eliminará alguma inércia na implementação dos cuidados farmacêuticos aos doentes. A utilização de termos e terminologias torna uma profissão única. Os problemas relacionados com a terapia medicamentosa são o foco dos cuidados farmacêuticos; no entanto, é possível encontrar diferentes nomenclaturas ou taxonomias nesta área, entre outras. No Reino Unido, fala-se de gestão de medicamentos e de cuidados farmacêuticos, onde reside a diferença?

1.8.5 Barreira relacionada com os sistemas

Um dos principais obstáculos relacionados com os sistemas de saúde é a falta de um processo abrangente e contínuo para definir os resultados adequados da terapêutica medicamentosa. (May, 1993) Para que os empregadores e outros compradores compreendam a qualidade dos cuidados de saúde pelos quais estão a pagar, é necessário definir a qualidade e a adequação dos resultados. As instalações físicas limitam a capacidade dos farmacêuticos de prestar cuidados farmacêuticos. Muitas vezes, não existem áreas dedicadas, nas quais o farmacêutico possa prestar consultas aos doentes ou informações sobre a terapêutica medicamentosa. Os farmacêuticos estão também isolados do local onde são tomadas as decisões de diagnóstico e de terapêutica medicamentosa. O isolamento físico limita o envolvimento nessas decisões de terapia medicamentosa e resulta numa maior dependência de interações retrospectivas, frequentemente contraditórias, com médicos e outros clínicos. Esta barreira física também cria a perceção entre os doentes de que o médico ou outros clínicos são os únicos prestadores de cuidados. (Al-shaqha e Zairi, 2001). Na Nigéria, os médicos são "donos" dos doentes numa base individual, pelo que qualquer outra pessoa que tente ajudar o doente é vista como um intruso que tem de se entender com eles. Esta atitude constitui uma barreira importante à implementação dos cuidados farmacêuticos nos hospitais; por conseguinte, a farmácia comunitária, onde o farmacêutico é o "único administrador", é vista como um cenário atrativo com desafios e oportunidades. Uma lista abrangente de barreiras à implementação da assistência farmacêutica é apresentada na tabela 1.6. Estas barreiras variam de um país para outro e de um contexto de prática para outro.

Quadro 1.6 Barreiras à implementação dos cuidados farmacêuticos.	
A. Atitude dos farmacêuticos	**D. Restrições relacionadas com o sistema**
1.　Falta de compreensão	1 Reembolso
2. Conceitos errados	2. Procura dos doentes
3. Medo da mudança	3. Aceitação pelos médicos/enfermeiros
4. Falta de motivação	4. acesso aos registos dos doentes
5.1nertia	**E. Interprofissional**
6. energia pessoal	**Obstáculos**
B.　Falta de competências em matéria de cuidados farmacêuticos	1. Falta de colaboração
1. Terapêutica	2. Conselhos de Farmácia (Conselho dos Farmacêuticos)
2. Resolução de problemas clínicos	3. Faculdades de Farmácia
3. Competências de comunicação	**F. Obstáculos académicos**
^Documentação	1. Falta de modelos a seguir
5. Informação sobre medicamentos	2. Currículos não centrados nos cuidados farmacêuticos.
C. Restrições relacionadas com os recursos	
1. Tempo	
2. Finanças	
3.Espaço	
4. Pessoal	

5. Gestão	

Rovers et al,(2003)

1.8.6 Ultrapassar as barreiras aos cuidados farmacêuticos

Para que os cuidados farmacêuticos sejam amplamente implementados, é imperativo ultrapassar as barreiras. No entanto, aqueles que pretendem prestar cuidados farmacêuticos não precisam de esperar que todas as barreiras sejam ultrapassadas, nem isso será alguma vez possível, uma vez que continuarão a surgir novas barreiras. De particular importância é a necessidade de fomentar atitudes positivas relativamente aos cuidados farmacêuticos entre os profissionais e os futuros profissionais.

1.8.7 Declaração de missão

A declaração de missão da profissão farmacêutica, ou seja, a responsabilidade dos farmacêuticos perante a sociedade, deve ser definida em termos de gestão do abastecimento de medicamentos (função tradicional orientada para os produtos) e de cuidados farmacêuticos - utilização de medicamentos (função orientada para o doente). medida que os obstáculos aos cuidados farmacêuticos forem sendo gradualmente ultrapassados e as mudanças no ambiente dos cuidados de saúde proporcionarem mais oportunidades para os cuidados farmacêuticos, mais farmacêuticos passarão a adotar o modelo de prática dos cuidados farmacêuticos.

1.8.8 Atitudes positivas

As atitudes positivas dos farmacêuticos podem ser promovidas através de programas educativos de formação e reciclagem baseados nas competências em matéria de cuidados farmacêuticos. Estudos indicam que os cuidados farmacêuticos podem ser decompostos em duas componentes, nomeadamente a gestão da terapia e a comunicação. Por conseguinte, o desenvolvimento de competências terapêuticas, de competências de avaliação física, de competências de pensamento crítico, de competências de resolução de problemas e de competências de comunicação, entre outras, reforçará a auto-eficácia dos farmacêuticos na prestação de cuidados farmacêuticos. Os farmacêuticos cuja prática consiste predominantemente na distribuição de medicamentos e na gestão de stocks necessitam de uma mudança na base de conhecimentos e nas competências. No entanto, os que já praticam a farmácia clínica necessitam de uma mudança de orientação e de uma melhor aquisição de competências. Em ambos os casos, aprendem a fazer fazendo. (Oparah, 2010).

A necessidade de ensinar aos estudantes os conceitos de cuidados farmacêuticos e a importância de os aplicar tem sido documentada (Adamick 1992, Berardo 1992,

Schommer e Cable 1996). Foram investigados os factores que influenciam as atitudes dos estudantes em relação aos cuidados farmacêuticos. Esse estudo concluiu que, entre os estudantes americanos do segundo semestre do seu primeiro ano profissional numa escola de farmácia, os que tinham experiência de trabalho em farmácia tinham uma atitude mais positiva em relação aos cuidados farmacêuticos do que os outros estudantes do primeiro ano (Chisholm e Wade 1999). Isto indica que podem ser desenvolvidas e promovidas atitudes mais positivas em relação aos cuidados farmacêuticos se os estudantes forem expostos aos princípios e práticas dos cuidados farmacêuticos numa fase inicial da sua formação em farmácia.

Foram comunicadas várias outras abordagens para melhorar as atitudes dos estudantes relativamente aos cuidados farmacêuticos. Trata-se de relatórios que indicam a necessidade de ensinar aos estudantes de farmácia o conceito de cuidados farmacêuticos e a importância de aplicar esta filosofia de prática em benefício dos doentes (Adamick 1992, Berardo 1992, Schommer e Cable 1996, Chisholm e Wade 1999). McDonough et al. recomendam vivamente que os estudantes interajam com os doentes no início da sua carreira académica para melhorar a comunicação interpessoal e as capacidades de empatia. (McDonough et al 1998).

A oportunidade para os estudantes interagirem com os doentes e desenvolverem conceitos práticos sobre a importância da prestação de cuidados farmacêuticos ocorre tradicionalmente nas fases finais do currículo de farmácia durante a componente experimental. No entanto, a apresentação dos estudantes aos doentes numa fase inicial do currículo de farmácia demonstra a importância da prestação de cuidados farmacêuticos. Além disso, estas experiências iniciais podem ajudar os estudantes a desenvolver atitudes positivas relativamente às actividades de cuidados farmacêuticos. Espera-se que tais atitudes motivem os estudantes a incorporar estes conceitos na prática. (Chisholm e Wade 1999).

Outra abordagem consiste em incentivar a experiência de prática farmacêutica numa fase precoce da formação farmacêutica dos estudantes. De facto, a obtenção de experiência de prática farmacêutica antes do início do currículo profissional de farmácia e durante o período de formação farmacêutica pode resultar em atitudes mais positivas em relação aos cuidados farmacêuticos.

Foi demonstrada a eficácia da utilização de doentes reais na sala de aula para desenvolver atitudes positivas dos estudantes em relação aos cuidados farmacêuticos (chislom e wade, 1999). Também foi descrito e demonstrado um programa de intervenção centrado nos doentes para melhorar a atitude dos estudantes em relação à prestação de cuidados a doentes com VIH/SIDA.

As experiências de acompanhamento de cuidados farmacêuticos têm sido aplicadas para melhorar as atitudes dos estudantes de farmácia relativamente às boas práticas profissionais. Durante a experiência de acompanhamento de cuidados farmacêuticos, o estudante ganha exposição a questões éticas e práticas relevantes da prática farmacêutica e espera-se que partilhe as suas experiências com colegas e membros do corpo docente num ambiente formalizado.

A criação de clínicas farmacêuticas orientadas para os estudantes e observadas pelos professores nas escolas e faculdades de farmácia pode ajudar a preparar eficazmente os estudantes para os desafios de uma prática ativa de cuidados aos doentes. Um outro estudo determinou se a conclusão de um curso de aconselhamento ao paciente melhorou a perceção dos estudantes de farmácia sobre a importância dos cuidados farmacêuticos prestados em estabelecimentos comerciais em comparação com os prestados em estabelecimentos clínicos. Este relatório indica que o ensino do conceito de cuidados farmacêuticos e a sua incorporação num curso de aconselhamento ao doente é mais instrutivo quando se utiliza um contexto clínico.

1.8.9 Intervenções educativas

Vários projectos de intervenção baseados na prática que implementam os cuidados farmacêuticos reconheceram a importância dos níveis de competências dos farmacêuticos e dos ambientes de trabalho. Estas iniciativas centraram-se no aumento da aplicação dos conhecimentos clínicos dos farmacêuticos através da resolução de problemas e do pensamento crítico, bem como na alteração dos padrões do fluxo de trabalho. (Farris e Schopflocher 1999). No Canadá, uma iniciativa centrou-se exclusivamente no ambiente de trabalho. Esta abordagem é designada por modelo de mudança de prática e requer apoio técnico do meio académico. (McDonough 1996). Um outro projeto utilizou a teoria da aprendizagem social para enquadrar o seu programa de melhoria da prática. (Farris et al., 2001).

De um modo geral, para ultrapassar os obstáculos relacionados com os conhecimentos, as competências e as atitudes do farmacêutico, recorre-se frequentemente a uma intervenção educativa. As capacidades cognitivas e afectivas dos farmacêuticos são resultados intermédios de um programa de intervenção educativa. A limitação do tempo como obstáculo aos cuidados farmacêuticos é frequentemente considerada como o tempo de que os farmacêuticos dispõem para prestar cuidados farmacêuticos, tendo em conta a concorrência entre as funções de dispensa dos farmacêuticos e as expectativas de cuidados aos doentes, pelo que uma solução geralmente sugerida é a utilização de técnicos farmacêuticos para libertar tempo para o farmacêutico. Um componente negligenciado desse tempo é o tempo que os farmacêuticos que não possuem os conhecimentos e as competências relevantes têm para se submeterem a um programa de intervenção educativa. Estes programas devem ter em conta que muitos farmacêuticos não dispõem de tempo para esta formação, antes de se pensar que a formação pode mudar a sua orientação em relação aos cuidados farmacêuticos. Como tal, as intervenções educativas em matéria de cuidados farmacêuticos devem esforçar-se por ter em conta este aspeto da limitação de tempo e adaptar os programas de acordo com ele. Uma abordagem é a formação de farmacêuticos no local.

Berger e Grimley examinaram a prontidão do farmacêutico para prestar cuidados farmacêuticos utilizando o modelo transteórico, que sugere que existem fases vivas de mudança voluntária de comportamento, desde a pré-contemplação, contemplação, preparação, ação e manutenção. (Berger e Grimley 1997).

A classificação numa determinada fase indica as estratégias específicas de mudança de comportamento que são necessárias para alcançar a mudança de comportamento. (Prochaska et al 1994), por exemplo, uma estratégia orientada para a ação, como seminários de farmacêuticos para aprender a desenvolver planos de cuidados farmacêuticos, não será eficaz em indivíduos que se encontrem na fase de pré-contemplação, em que não estão dispostos ou estão demasiado desencorajados para mudar o seu comportamento prático.

1.8.10 critérios de estrutura

Estas incluem a existência de um número adequado de farmacêuticos e de pessoal de apoio com formação relevante. Os locais de prática com poucos farmacêuticos ficarão sobrecarregados com as funções de dispensa e gestão de stocks, criando assim inércia para contemplar a prática dos cuidados farmacêuticos.

É necessário um sistema de documentação, tanto manual como eletrónico, para os cuidados farmacêuticos.

Isto proporciona uma direção e ajuda a normalizar a prática num determinado contexto.

Colaboração inter-profissional

Os cuidados prestados aos doentes são um processo de colaboração, uma vez que nenhum profissional da equipa de cuidados de saúde possui, por si só, todos os conhecimentos, atitudes e competências necessários para otimizar o processo. No entanto, parece existir uma desconfiança mútua entre os intervenientes na equipa.

Os membros da equipa têm um inimigo comum a combater, ou seja, as doenças e não eles próprios. A colaboração entre farmacêuticos e médicos ou farmacêuticos e enfermeiros deve ser prosseguida através da educação e da prática em que os farmacêuticos demonstrem ativamente o valor dos cuidados farmacêuticos para o sistema de saúde.

As relações profissionais evoluem ao longo de um período de tempo através da compreensão mútua e do respeito pelas competências de cada um. Me Dough e Doucette sugerem uma abordagem faseada para o desenvolvimento da relação de trabalho colaborativo entre o farmacêutico e o médico, nomeadamente: consciencialização profissional, reconhecimento profissional, exploração e experimentação,

Expansão da relação profissional, empenhamento na relação de trabalho em colaboração. (McDonough e Doucette 2001).

1.9 DIREITOS E RESPONSABILIDADES DOS DOENTES EM MATÉRIA DE CUIDADOS FARMACÊUTICOS

Os cuidados de saúde implicam uma parceria entre os doentes e os profissionais de saúde, incluindo os farmacêuticos. A comunicação aberta, o respeito pelas normas pessoais e profissionais e a compreensão das diferenças são importantes para a melhor assistência possível aos doentes. Atualmente, os consumidores são mais responsáveis pelas suas próprias decisões - especialmente quando se trata de cuidar da sua saúde. A Associação Americana de Hospitais apresenta a "Carta de Direitos do Doente", que muitos estabelecimentos de saúde adoptaram. Outra pessoa escolhida pelo doente pode exercer estes direitos em seu nome. Um procurador pode exercer estes direitos se o doente não tiver capacidade de decisão, for legalmente incompetente ou for menor de idade. Este projeto de lei tem a seguinte redação

"O doente tem direito a cuidados atenciosos e respeitosos.

O paciente tem o direito e é encorajado a obter dos médicos e de outros prestadores de cuidados diretos informações adequadas, actuais e compreensíveis sobre o diagnóstico, o tratamento e o prognóstico. Exceto em situações de emergência em que o paciente não tem capacidade de decisão e a necessidade de tratamento é urgente, o paciente tem direito à oportunidade de discutir e solicitar informações sobre os procedimentos e/ou tratamentos específicos, os riscos envolvidos, a possível duração da recuperação e as alternativas medicamente razoáveis e os seus riscos e benefícios. O doente tem o direito de conhecer a identidade dos médicos, farmacêuticos, enfermeiros e outras pessoas envolvidas nos seus cuidados, bem como quando se trata de estudantes, doentes ou outros estagiários. O paciente também tem o direito de conhecer as implicações financeiras imediatas e a longo prazo das escolhas de tratamento, na medida em que sejam conhecidas.

O paciente tem o direito de tomar decisões sobre o plano de cuidados antes e durante o tratamento. O paciente tem o direito de recusar um tratamento ou plano de cuidados recomendado, na medida do permitido por lei e pela política do hospital, e de ser informado das consequências médicas dessa ação. Em caso de recusa, o paciente tem direito a outros cuidados e serviços apropriados que o hospital fornece ou transfere para outro hospital.

O doente tem o direito de ter uma diretiva antecipada (como um testamento vital, uma procuração para cuidados de saúde ou uma procuração duradoura para cuidados de saúde) relativa ao tratamento ou à designação de um decisor substituto, na expetativa de que o hospital honre a intenção dessa diretiva na medida do permitido por lei (política do hospital).

O paciente tem direito a toda e qualquer consideração de privacidade. A discussão de casos, a consulta, o exame e o tratamento devem ser conduzidos de forma a aperfeiçoar a privacidade de cada paciente.

O paciente tem o direito de esperar que todas as comunicações e registos relacionados com os seus cuidados sejam tratados como confidenciais pelo hospital, exceto em casos como suspeita de abuso e riscos para a saúde pública, quando a comunicação é permitida ou exigida por lei.

O doente tem o direito de consultar os registos relativos aos seus cuidados e de obter uma explicação ou interpretação da informação, se necessário, exceto quando a lei o restringe.

O paciente tem o direito de esperar que, dentro das suas capacidades e políticas, um hospital dê uma resposta razoável ao pedido de um paciente para cuidados e serviços apropriados e clinicamente indicados. O hospital deve fornecer avaliação, serviço e/ou encaminhamento conforme indicado pela urgência do caso. Quando clinicamente apropriado e legalmente permitido, ou quando um paciente o tenha solicitado, um paciente pode ser transferido para outra instituição. A instituição para a qual o paciente vai ser transferido deve primeiro ter aceite a transferência do paciente. O paciente também deve ter o benefício de informações e explicações completas sobre a necessidade, riscos, benefícios e alternativas para tal transferência.

O paciente tem o direito de perguntar e ser informado sobre as relações comerciais entre o hospital, instituições de ensino, outros prestadores de cuidados de saúde ou pagadores que possam influenciar o tratamento e os cuidados do paciente.

O paciente tem o direito de consentir ou recusar participar em estudos de investigação ou experimentação humana que afectem os cuidados e o tratamento ou que exijam o envolvimento direto do paciente, e de ter esses estudos totalmente explicados antes do consentimento. Um paciente que se recuse a participar em investigação ou experimentação tem direito a receber os cuidados mais eficazes que o hospital possa prestar.

O paciente tem o direito de ser informado sobre as políticas e práticas do hospital relacionadas com o tratamento e as responsabilidades do paciente. O paciente tem o direito de ser informado sobre os recursos disponíveis para a resolução de disputas, queixas e conflitos, tais como comités de ética, representantes dos pacientes ou outros mecanismos disponíveis na instituição. O paciente tem o direito de ser informado sobre os custos dos serviços do hospital e os métodos de pagamento disponíveis".

Responsabilidades dos doentes

Há uma responsabilidade por cada direito de que se goza. A natureza de parceria dos cuidados de saúde exige que os doentes, ou as suas famílias ou representantes, participem nos seus cuidados. A eficácia dos cuidados e a satisfação do doente com o tratamento dependem, em parte, do cumprimento de determinadas responsabilidades por parte do doente. As responsabilidades do doente nos seus cuidados são as seguintes

Os doentes são responsáveis por fornecer informações sobre doenças anteriores, hospitalizações, medicamentos e outros assuntos relacionados com o seu estado de saúde. Para participar efetivamente na tomada de decisões, os pacientes são responsáveis por pedir informações ou explicações adicionais sobre o seu estado de saúde ou tratamento quando não compreendem totalmente as informações e instruções.

Os doentes são também responsáveis por garantir que a instituição de cuidados de saúde tem uma cópia do seu documento escrito de avanço, caso o tenham.

Os doentes são responsáveis por informar os seus médicos e outros prestadores de cuidados de saúde se esperam ter problemas em seguir o tratamento prescrito.

O paciente deve estar ciente do dever do hospital de ser razoavelmente eficiente e justo na prestação de cuidados a outros pacientes e à comunidade. As regras e regulamentos do hospital têm como objetivo ajudar o hospital a cumprir esta responsabilidade. Os pacientes e as suas famílias são responsáveis por fazer adaptações razoáveis às necessidades do hospital, de outros pacientes, do pessoal médico e dos funcionários do hospital.

Os doentes são responsáveis por fornecer as informações necessárias para a apresentação de pedidos de indemnização de seguros e por colaborar com o hospital para efetuar os acordos de pagamento, quando necessário.

A saúde de uma pessoa depende de muito mais do que os serviços de saúde. Os doentes são responsáveis por reconhecer o impacto do seu estilo de vida na sua saúde pessoal".

Satisfazer o direito dos doentes aos cuidados farmacêuticos

Os cuidados farmacêuticos representam uma aspiração profissional para a farmácia e uma medida de qualidade do serviço prestado ao doente. Hepler sugeriu que os farmacêuticos que não prestam cuidados farmacêuticos aos seus pacientes sejam sujeitos a um imposto de qualidade. Os cuidados farmacêuticos são um sistema clínico e ético, que se caracteriza pela díade terapêutica de confiança e cuidado. Os prestadores de cuidados farmacêuticos devem estar conscientes de princípios éticos como a autonomia em relação aos direitos e preferências dos pacientes, o consentimento informado, a confidencialidade, a confiança e o empenhamento. Para os farmacêuticos que já desempenhavam funções de farmácia clínica, é necessária uma mudança de atitude para se orientarem para os cuidados farmacêuticos. No entanto, os que se dedicam à dispensa tradicional e à gestão de stocks precisam também de adquirir conhecimentos e competências adicionais. A prestação de cuidados farmacêuticos aos doentes exige mais do que mero interesse. São três os requisitos básicos: um profissional, doentes e um sistema de documentação. Do mesmo modo, a construção de uma prática tem três componentes: avaliação das necessidades dos doentes; desenvolvimento de um plano de cuidados; e avaliação de acompanhamento. (Oparah, 2010)

1.10 O IMPACTO DOS CUIDADOS FARMACÊUTICOS NA GESTÃO DOS DOENTES

Os cuidados farmacêuticos são um elemento necessário dos cuidados de saúde e devem ser integrados com outros elementos. São prestados para benefício direto dos doentes e o farmacêutico assume a responsabilidade por esses cuidados (Morak S *ei al.*, 2010). A literatura tem demonstrado que muitos casos de morbilidade e mortalidade nos hospitais estão associados a problemas relacionados com medicamentos. Por exemplo, nos EUA, as reacções adversas a medicamentos foram consideradas responsáveis por 140 000 mortes e 1 milhão de admissões em hospitais em 1971. De acordo com a administração de alimentos e medicamentos dos EUA, em 1987, 12 000 mortes e 15 000 internamentos hospitalares estavam associados a reacções adversas a medicamentos. As intervenções dos farmacêuticos através da prática dos cuidados farmacêuticos ajudaram tremendamente a prevenir e a resolver várias destas reacções adversas a medicamentos, reduzindo assim a morbilidade e a mortalidade a elas associadas. Por exemplo, até ao ano 2000, foram documentados 45 000 encontros de cuidados farmacêuticos e mais de 19 000 problemas de terapia medicamentosa foram identificados, prevenidos e resolvidos (Oparah, 2010). Nau et al (2000) e Krska (2001) também apoiaram o papel que os cuidados farmacêuticos desempenham na redução do risco de problemas relacionados com a medicação. Um estudo sobre os problemas de cuidados farmacêuticos (PCI) encontrados por mulheres osteoporóticas pós-menopáusicas que receberam bifosfatos mostrou que os principais PCI encontrados por estas mulheres são os efeitos adversos. O envolvimento de um farmacêutico clínico no tratamento das pacientes resolveu a maior parte dos problemas. O estudo revelou que os doentes foram capazes de expressar o seu problema ao farmacêutico e permitiu que fossem feitas recomendações adequadas para resolver estes efeitos (Lai et al., 2012). Na gestão dos doentes com VIH, o papel dos cuidados farmacêuticos é apreciado. Um farmacêutico envolvido nos cuidados farmacêuticos de doentes com VIH em Terapia Diretamente Observada (TDO) contribuiu significativamente para a seleção adequada dos medicamentos, a monitorização da terapêutica e a gestão dos problemas relacionados com os medicamentos (PRM). Estas funções podem levar a uma maior adesão e a outros resultados terapêuticos (Foisy e Akai, 2004).

A necessidade de monitorização terapêutica tornou muito importante o papel dos farmacêuticos no tratamento de doentes com doenças crónicas. Por exemplo, nas doenças cardíacas, em que se verifica um aumento do número de medicamentos, do custo, das interações medicamentosas e das margens terapêuticas estreitas, os doentes com doenças cardíacas tendem a tomar os seus medicamentos durante toda a vida. Vários outros estudos comprovaram o impacto positivo dos cuidados farmacêuticos em doentes com doenças cardíacas. Uma revisão sistemática de ensaios aleatórios que avaliaram os efeitos dos farmacêuticos nos cuidados a doentes com insuficiência cardíaca mostrou que o risco de todas as causas e de hospitalizações por insuficiência cardíaca podia ser reduzido em quase 1/3 através de intervenções dos farmacêuticos, como o fornecimento de informações aos doentes, programas de apoio aos doentes, auto-monitorização e educação sobre medicamentos (Koshman *et al.,* 2008). Também um outro estudo sobre doentes com insuficiência cardíaca que estavam a seguir um programa de cuidados farmacêuticos relatou melhores resultados em termos de cumprimento, conhecimento da terapia medicamentosa e menos admissões hospitalares (Morak, 2010). Para além do acima referido, os cuidados farmacêuticos resultaram numa redução dos comportamentos de risco e dos factores de risco das doenças coronárias (Machado *et al.*, 2008).

Para além da insuficiência cardíaca, os cuidados fenomenais tiveram um impacto positivo nos doentes com hipertensão. Daniel *et al* (2010) efectuaram um estudo controlado de 376 doentes hipertensos com pressão arterial (PA) mal controlada na linha de base. Neste estudo, 180 dos pacientes estavam a receber cuidados farmacêuticos (CP) e 196 a receber cuidados habituais (UC). Este estudo indicou que o número de doentes em CP que tinham a sua PA controlada era mais do dobro do número de doentes em UC cuja PA estava controlada (Daniel *et al.*, 2010). Este estudo demonstrou claramente que os cuidados farmacêuticos melhoram os resultados terapêuticos no tratamento da hipertensão não controlada. No entanto, o estudo constatou a necessidade de melhorar a gestão da PC. Além disso, um estudo único e centrado que avaliou o impacto dos cuidados farmacêuticos nas farmácias nigerianas, utilizando 40 participantes, demonstrou que se registaram reduções significativas nos valores da PA sistólica (14,3 mmhg), da PA diastólica (10,8 mmHg) e do consumo abusivo de álcool (33,3%) após as intervenções dos cuidados farmacêuticos. Além disso, o estudo registou aumentos positivos nos domínios da saúde física e social da qualidade de vida (Obinna, 2012). Este estudo confirmou o de Daniel *et al* (2010)

O impacto dos cuidados farmacêuticos pode ser discutido sem limites. Para além das doenças associadas ao sistema cardiovascular. Os cuidados farmacêuticos têm tido uma utilização fundamental noutras condições de saúde. Uma revisão da literatura sobre a avaliação dos serviços de cuidados farmacêuticos para doentes com asma efectuada por abdelhamid et al; (2008) mostrou que os serviços de cuidados farmacêuticos tiveram um impacto positivo na gestão dos cuidados de saúde e nos custos dos cuidados de saúde a longo prazo. Vários estudos sobre o efeito dos cuidados farmacêuticos em doentes com asma num contexto comunitário em vários países relataram resultados positivos da asma, indicando que os cuidados farmacêuticos nesta doença podem ser úteis. Os cuidados farmacêuticos prestados aos doentes com asma revelaram um impacto positivo na qualidade de vida, no pico do fluxo expiratório, na técnica de inalação, na adesão à terapêutica e no número de hospitalizações. Este facto é demonstrado por um estudo maltês em que um programa de educação e monitorização para doentes asmáticos fornecido por uma farmácia comunitária produziu estes resultados positivos (Abdelhamid *et al.*, 2008). Um estudo semelhante sobre a asma baseado numa farmácia na Nova Zelândia registou um impacto positivo (Emmerton *et al.*,

2003). Na Alemanha, um estudo de intervenção longitudinal não controlado que envolveu 183 doentes referiu que os serviços de cuidados farmacêuticos produziram melhorias significativas nos parâmetros clínicos (picos de fluxo, sintomas clínicos e gravidade da asma) e nos resultados humanísticos (qualidade de vida, auto-eficácia, conhecimentos, adesão, técnica de inalação) (Mangiapane et al., 2005). Outro estudo não controlado realizado em Indiana mostrou que, após um ano de inscrição no programa de gestão da asma, houve uma diminuição acentuada das hospitalizações (77%) e das visitas de emergência (78%) em comparação com o ano anterior à inscrição (abdelhamid *et al.,* 2008). O resultado de um estudo controlado e aleatório realizado na Austrália, que mediu o impacto do programa de asma da farmácia comunitária nos resultados clínicos e humanísticos, demonstrou que 191 doentes do grupo de intervenção relataram melhorias significativas em comparação com 205 doentes do grupo de controlo em relação ao controlo da asma, à adesão à medicação de prevenção, à qualidade de vida, aos conhecimentos sobre a asma e à técnica de inalação. No entanto, não se registaram alterações significativas nos valores espirométricos em ambos os grupos (Armour et al., 2007). Este estudo concordou com Mangiapane et al (2005) na maioria dos resultados. Estes estudos foram realizados em países desenvolvidos e estabeleceram a viabilidade clínica, humanística e económica dos cuidados farmacêuticos em doentes com asma. Na Nigéria, um estudo relatou reduções nas visitas de emergência de 92 para 65 ao longo de um período de seis meses de estudo num tratamento da asma coordenado por um farmacêutico (Ismail e Oluwatoyin, 2008).

A diabetes mellitus não é uma exceção. Vleek et al. (2009) estudaram o impacto dos cuidados farmacêuticos na maximização dos benefícios e na minimização dos riscos na gestão da diabetes. O estudo revelou que os farmacêuticos, no âmbito da análise dos erros relacionados com medicamentos, tinham identificado 38 problemas relacionados com medicamentos antidiabéticos. A opinião dos investigadores foi que, se os farmacêuticos tivessem uma boa formação em farmácia clínica e cuidados farmacêuticos, seriam capazes de fazer melhor em termos de maximização dos benefícios e minimização dos riscos do tratamento, o que reduziria a qualidade de vida dos doentes. Shanmugam et al (2011) referiram que a qualidade de vida global dos diabéticos era excelente após a prestação de cuidados farmacêuticos aos doentes diabéticos.

Os cuidados farmacêuticos têm também uma aplicação importante nos doentes pediátricos. É importante nesta categoria de doentes devido ao facto de a maioria dos medicamentos disponíveis ter sido desenvolvida para utilização em adultos.

Consequentemente, não existem formulações e dosagens adequadas para a pediatria, o que torna necessário efetuar preparações extemporâneas para esta categoria de doentes. As questões de instabilidade, especialmente com a composição de xaropes a partir de comprimidos e cápsulas, tornam-se fundamentais. Tudo isto pode resultar em erros de medicação. Além disso, as alterações farmacodinâmicas e farmacocinéticas, que são específicas da idade, complicam ainda mais a terapêutica medicamentosa nas crianças. As intervenções dos farmacêuticos hospitalares no plano terapêutico dos doentes pediátricos resultaram numa melhoria da terapêutica (Sanghera et al., 2006)

Nos idosos, a prescrição de medicamentos é uma componente essencial dos cuidados. Infelizmente, a terapêutica medicamentosa nesta categoria de doentes é frequentemente inadequada. Muitos destes doentes idosos apresentam-se nas unidades de saúde com patologias comórbidas que aumentam as prescrições múltiplas de medicamentos, o que resulta numa utilização irracional dos mesmos. Os farmacêuticos envolvidos na assistência farmacêutica a esta categoria de pacientes têm trabalhado para promover o uso racional de medicamentos através da otimização da prescrição, dispensa e administração racionais. Spinewine et al (2012) descreveram os diferentes modelos de cuidados em que os farmacêuticos estavam envolvidos na otimização da farmacoterapia deste conjunto de doentes. Este estudo revelou, no entanto, que o impacto das intervenções dos farmacêuticos nos resultados dos cuidados de saúde, na qualidade de vida ou na relação custo-eficácia dos cuidados é misto (Spine wine *et al.*, 2012). Este estudo opinou que foram registados melhores resultados quando os farmacêuticos envolvidos nos cuidados farmacêuticos são qualificados e trabalham no contexto de uma equipa multidisciplinar. O relatório deste estudo sobre a redução de custos não está de acordo com vários outros estudos que provaram que os cuidados farmacêuticos reduzem efetivamente o custo dos cuidados (Brulhart e Wermeille, 2011; Oparah 2010; Hepler e Strand, 1990). No entanto, o facto de os cuidados farmacêuticos exigirem que os farmacêuticos trabalhem em conjunto com outros prestadores de cuidados de saúde está de acordo com a definição de cuidados farmacêuticos de Hepler e Strand (1990). Na mesma linha, uma análise da terapia medicamentosa de 329 pacientes idosos em lares de idosos envolvendo um farmacêutico mostrou que 1225 problemas relacionados com medicamentos foram identificados da seguinte forma 343 avaliações médicas secundárias a interações medicamentosas, 373 medicamentos foram suspensos, 197 dosagens alteradas, 95 instruções de utilização alteradas, 86 escolhas de medicamentos alteradas, 35 formulações de medicamentos alteradas e 17 novos medicamentos iniciados. O envolvimento de um farmacêutico na revisão da medicação diminuiu o custo anual dos medicamentos nos lares de idosos, ao passo que o custo se manteve igual nos lares sem o envolvimento de um farmacêutico (Brulhart e Wermeille, 2011).

Em suma, os cuidados farmacêuticos contribuem para melhorar os resultados clínicos, humanísticos e económicos dos doentes. Estes resultados são: cura de doenças, redução dos sinais e sintomas visados, resolução ou prevenção de reacções adversas a medicamentos (RAM), prevenção da progressão de doenças, redução da frequência de visitas hospitalares e de hospitalização, melhoria da qualidade de vida, prolongamento da vida, melhor compreensão das doenças por parte dos doentes, maior satisfação dos doentes, redução dos custos dos cuidados de saúde, aumento dos rendimentos.

Os cuidados farmacêuticos também reduzem os encargos para o sistema de prestação de cuidados de saúde e aumentam a produtividade através de uma força de trabalho saudável (Oparah, 2010).

1.11 O PAPEL DA ASSISTÊNCIA FARMACÊUTICA NA SAÚDE PÚBLICA

Os cuidados farmacêuticos têm uma componente de necessidade social, na medida em que os farmacêuticos desempenham um papel importante na resolução e prevenção de muitos problemas de saúde pública (Oparah, 2010; boletim informativo da farmácia, 2012). Estudos efectuados pelas indústrias farmacêuticas nos Estados Unidos da América (EUA) indicaram que 1,3 milhões de hospitalizações e 63 000 mortes são causadas pela utilização inadequada de medicamentos sujeitos a receita médica todos os anos (Johnson e Bootman, 1997). Isto foi interpretado da seguinte forma: uma pessoa tem dez vezes mais probabilidades de ser ferida por um medicamento sujeito a receita médica do que por um acidente de viação num determinado ano nos EUA. Outra interpretação é que a soma dos casos de suicídio, homicídio ou morte por acidente de viação é aproximadamente o número de pessoas que morrem devido a medicamentos sujeitos a receita médica num determinado ano nos EUA. Os cuidados farmacêuticos identificam, previnem e resolvem os problemas relacionados com os medicamentos, tanto reais como potenciais, e asseguram uma utilização adequada dos medicamentos, reduzindo assim os riscos associados a uma utilização inadequada dos mesmos.

Um relatório dos EUA indicou que a participação do farmacêutico nos cuidados de saúde comunitários pode poupar 76 mil milhões de dólares em despesas de saúde e evitar 120 000 mortes por ano a nível nacional (Johnson e Bootman, 1995). Este estudo explica que, por cada dólar gasto na compra de medicamentos, é gasto mais um dólar para combater a utilização incorrecta dos medicamentos. Estes números são muito elevados e constituem um sinal de um grande desafio de saúde pública que pode ser resolvido através dos cuidados farmacêuticos.

Os farmacêuticos, quando envolvidos nos cuidados aos doentes, contribuem grandemente para a saúde pública através da prevenção de doenças induzidas por medicamentos. Contribuem também imensamente para melhorar a qualidade de vida dos doentes, assegurando uma utilização adequada dos medicamentos. Tudo isto contribui tremendamente para a saúde pública (Oparah, 2010). A terapia medicamentosa não é desprovida de riscos e benefícios; o farmacêutico actua como gestor de riscos através da oferta de cuidados farmacêuticos, optimizando assim a terapia.

Os cuidados farmacêuticos também envolvem a realização de educação para a saúde nas farmácias (Graziela *et al.*, 2010). Isto pode ser feito incentivando a vacinação, ensinando as pessoas a saberem mais sobre as suas condições de doença, a fim de lhes permitir assumir o controlo das suas condições, especialmente as pessoas com doenças crónicas, prestando apoio na deteção de doenças (por exemplo, diabetes, hipertensão) e fazendo encaminhamentos, conforme apropriado (Faculdade de Serviços Farmacêuticos, 2012). Para além da educação para a saúde, os farmacêuticos podem ser parte integrante dos exercícios de vacinação. É evidente que os programas de vacinação contribuíram significativamente para resolver muitos problemas de saúde pública, como o sarampo, a poliomielite, a varíola, etc., e os farmacêuticos têm sido fundamentais para estes programas. Foi realizado um estudo para demonstrar até que ponto uma farmácia comunitária pode fornecer vacinação contra a gripe numa comunidade designada como medicamente carenciada. O estudo indicou que a farmácia comunitária servia quase metade da população. Revelou também que mais de um terço das vacinas contra a gripe foram administradas por farmácias localizadas em áreas medicamente carenciadas. Este estudo demonstrou ainda que as farmácias comunitárias são locais convenientes e acessíveis onde os doentes podem obter vacinas contra a gripe sazonal e outras vacinas. O estudo revelou o papel importante dos farmacêuticos comunitários na eliminação de uma das barreiras mais importantes à acessibilidade da imunização (Murphy *et al.*, 2003). Na Nigéria, as farmácias estão estrategicamente posicionadas nas comunidades. São, na maioria dos casos, o primeiro ponto de contacto profissional para os doentes antes de se apresentarem nos hospitais. Se forem devidamente reforçadas e utilizadas, estas farmácias servirão como pontos eficazes para programas de vacinação e outras actividades de prevenção de doenças, incluindo a deteção precoce de algumas doenças crónicas, a auto-monitorização da glicemia, encaminhamentos, etc.

1.12 SATISFAÇÃO DOS PACIENTES

A satisfação dos doentes tornou-se um objetivo de muitas organizações de cuidados de saúde. Muitos hospitais estão a intensificar os esforços na implementação de programas que aumentem a satisfação dos doentes (Aragon e Gesell, 2003). A satisfação dos doentes é fundamental na prestação de cuidados de saúde, porque, para além de promover a integridade das instalações, tem sido aceite como medida da qualidade dos cuidados de saúde. Foi aceite como uma medida da qualidade dos cuidados prestados e está associada a melhores resultados terapêuticos. Vários indicadores de satisfação, por exemplo o tempo de espera, são utilizados para medir a satisfação dos doentes. De acordo com Thompson et al (1996), a diminuição do tempo de espera efetivo não prevê a satisfação global do doente; pelo contrário, a combinação da informação, da qualidade e da gestão do tempo de espera pode ser mais eficaz para alcançar a satisfação do doente. A impressão deste estudo é que a redução do tempo que um doente demora a aceder aos serviços de saúde, neste caso, apenas os serviços de cuidados farmacêuticos, pode não melhorar a satisfação do doente. Noutro estudo, foi relatado que a supervisão adequada e o espaço para o tempo de operação extra contribuíram positivamente para os resultados dos doentes (Van Der Leeuw et al., 2012), um dos quais é a satisfação dos doentes. A teoria do provedor primário da satisfação do paciente confirma essa afirmação. A teoria do prestador primário é uma abordagem centrada no paciente para a medição da satisfação com o serviço. Esta teoria defende que o início da satisfação (ou insatisfação) do doente ocorre, em grande medida, no nexo entre as expectativas do doente e o poder do prestador primário e que a satisfação global é uma função da rede subjacente ou latente de constructos de satisfação, incluindo a satisfação com o prestador primário, o tempo de espera e os assistentes do prestador primário (Aragon e Gessel, 2003). De acordo com esta teoria, apenas a opinião do doente sobre a qualidade do serviço é aceite. O julgamento de qualquer outra pessoa não é importante.

No contexto desta investigação, o julgamento dos doentes sobre a qualidade dos serviços de cuidados farmacêuticos é avaliado utilizando o farmacêutico como prestador principal. Foram igualmente utilizados outros indicadores de qualidade, como o tempo, as intervenções, os indicadores de prescrição, os indicadores de cuidados aos doentes e os indicadores dos estabelecimentos de saúde que revelam a racionalidade da utilização dos medicamentos, etc.

1.13 SATISFAÇÃO DOS DOENTES COM OS CUIDADOS FARMACÊUTICOS

Os cuidados farmacêuticos são uma prática que veio para ficar, em todo o mundo. É a norma de ouro para o exercício da profissão de farmacêutico. É uma prática que traz enormes benefícios para os pacientes e para a comunidade em geral, como se pode ver pelo seu papel na saúde pública. Trata-se de cuidados que exigem a colaboração entre farmacêuticos, doentes e outros prestadores de cuidados de saúde. Os cuidados farmacêuticos são praticados há anos, especialmente nos países desenvolvidos, e têm sido registadas percepções positivas. Os estudos que examinaram os conselhos de prescrição dados por um farmacêutico clínico revelaram uma elevada taxa de aceitação por parte do pessoal médico, demonstrando que o papel dos cuidados farmacêuticos é valioso e eficaz. Curiosamente, apenas 29% dessas recomendações foram alteradas (Grymonpre et al., 2001). O que poderá então ser responsável pela não implementação das recomendações dos farmacêuticos? Esta poderia ser uma área para investigação futura. Outro estudo para avaliar a implementação do modelo de cuidados farmacêuticos para os cuidados multidisciplinares de doentes idosos em lares de idosos relatou um modelo de cuidados farmacêuticos eficiente e bem aceite por médicos e enfermeiros (Brulhart e Wermeille, 2011). Também um estudo sobre os cuidados farmacêuticos de doentes com diabetes mellitus, cujo objetivo era monitorizar a opinião dos médicos sobre a cooperação médico-farmacêutico, revelou que a maioria dos médicos apoiava uma cooperação ativa com os farmacêuticos, não só em questões económicas, mas também em questões profissionais (Vleek., 2009). Na Nigéria, a prática dos cuidados farmacêuticos tem vindo a ganhar terreno. Os estudos registaram uma boa perceção e atitude em relação à prática dos cuidados farmacêuticos. Um estudo realizado em Lagos para avaliar a perceção e a participação dos farmacêuticos nas rondas clínicas das enfermarias revelou uma perceção positiva (Anyika e Alade, 2009). Na mesma linha, um estudo sobre a atitude dos farmacêuticos nigerianos relativamente aos cuidados farmacêuticos mostrou que, independentemente do contexto de prática, os farmacêuticos nigerianos apresentam uma atitude satisfatória. Quase todos os participantes acreditavam que os cuidados farmacêuticos seriam apreciados pelos doentes (Oparah e Eferakeya, 2005). Mas será de facto verdade que os doentes apreciam os cuidados farmacêuticos? Vários estudos demonstraram a satisfação dos doentes com os cuidados farmacêuticos. Um estudo para validar escalas de satisfação previamente publicadas numa população de doentes maior e mais diversificada, utilizando 628 doentes, mostrou que a introdução de cuidados farmacêuticos nas farmácias melhorou a satisfação dos doentes (Kassam et al., 2012). Os cuidados farmacêuticos foram classificados como altamente satisfatórios com uma taxa de satisfação global de 92,4% (4,62 pontos numa escala de 5 pontos) por pacientes submetidos a técnicas de reprodução assistida. Entre estes pacientes, a adesão foi de 100% e o aumento do conhecimento de 60,9% para 90% (Heredia et al., 2012). Num ambulatório de doença de Parkinson e distúrbios do movimento, tanto os prestadores de serviços clínicos como os pacientes relataram satisfação com os serviços do farmacêutico. O estudo relatou que as recomendações do farmacêutico contribuíram para a melhoria dos resultados médicos ou para a resolução de problemas médicos. Os pacientes relataram uma melhor compreensão dos seus medicamentos depois de falarem com o farmacêutico (Poon et al., 2012)

Oparah et al (2006) relataram a satisfação dos pacientes com os serviços de cuidados farmacêuticos entre os pacientes hipertensos numa farmácia comunitária nigeriana. Estes doentes foram considerados como estando mais bem equipados com os conhecimentos e os factores de risco da hipertensão.

De acordo com Andrea et al. (2012), as doentes com cancro da mama e do ovário demonstraram satisfação com os cuidados farmacêuticos, uma vez que relataram melhores resultados, como a redução dos episódios, o aumento da qualidade de vida e a satisfação dos doentes após a implementação dos cuidados farmacêuticos. No Eric William's Medical Science Complex (EWMSC), os pais de crianças com cancro manifestaram um elevado nível de satisfação com os serviços de cuidados médicos. No entanto, manifestaram insatisfação com o sistema de marcação de consultas na clínica, que se queixaram de não ser estruturado, e com a assistência inadequada aos pequenos pacientes na enfermaria (Lum et al., 2012). Este resultado indica que consultas bem planeadas e organizadas com os doentes podem melhorar a satisfação dos doentes com os serviços de cuidados de saúde, incluindo os cuidados farmacêuticos.

Os doentes com diabetes também demonstraram satisfação com os cuidados farmacêuticos. Um estudo destinado a avaliar o efeito dos cuidados farmacêuticos na qualidade de vida dos doentes diabéticos indicou que estes doentes estavam satisfeitos com os serviços de cuidados farmacêuticos, uma vez que estes melhoravam significativamente a sua qualidade de vida (Shammugam et al., 2011). Um outro conjunto de doentes diabéticos também comunicou uma melhoria significativa do nível de satisfação após um programa adequado de cuidados farmacêuticos entre os doentes diabéticos num estudo realizado por Corer em 2009.

Um estudo sobre a satisfação dos doentes com os cuidados farmacêuticos entre os doentes com doença inflamatória intestinal registou um resultado positivo para a farmácia comunitária, embora a satisfação fosse maior com as explicações amigáveis do farmacêutico do que com a gestão da terapêutica (Horsley et al., 2011). Este estudo apoia a teoria do prestador primário, em que a disposição hierárquica dos indicadores de satisfação coloca o prestador primário em primeiro lugar, seguido do tempo de espera e, por último, os assistentes do prestador (serviços de enfermagem). Entre os pacientes de uma clínica ambulatorial de transplante de pulmão, foi relatado que os farmacêuticos identificaram vários problemas de terapia medicamentosa e fizeram recomendações significativas que levaram a um melhor resultado e satisfação dos pacientes. Obtiveram maiores índices de satisfação nas áreas de revisão da medicação e educação dos pacientes sobre o uso adequado da medicação (Harrison et al., 2012). Um estudo para investigar e descrever o resultado de intervenções complexas de cuidados farmacêuticos em pacientes com doenças pulmonares selecionadas para melhorar a utilização de medicamentos, relatou que os pacientes demonstraram satisfação com os seus farmacêuticos e consideraram os CP importantes. A maioria dos doentes referiu que tinha aprendido mais sobre os seus medicamentos e a técnica de inalação, o que resultou numa melhoria significativa do comportamento face aos seus medicamentos. No estudo, observou-se um aumento dos conhecimentos e das competências e uma diminuição dos problemas relacionados com os medicamentos. Todos estes factores foram atribuídos aos farmacêuticos pelos doentes (Stuurman-Bieze et al., 2005). Num estudo para avaliar a perceção dos pacientes sobre os benefícios das clínicas de anticoagulação geridas por farmacêuticos, os componentes do serviço de cuidados farmacêuticos foram considerados bastante benéficos pelos pacientes. Estes doentes também consideraram que, se não participassem regularmente no programa de cuidados farmacêuticos, estariam em maior risco de desenvolver coágulos sanguíneos ou hemorragias. A avaliação dos níveis de varfarina no sangue foi considerada mais benéfica, indicando que se os farmacêuticos incluírem a avaliação objetiva da saúde dos doentes, para além da informação sobre os riscos e benefícios da medicação, a perceção dos doentes sobre os benefícios será optimizada (American Pharmacists Association, 2000)

É muito interessante notar que, apesar do facto de os estudos acima terem relatado a satisfação dos pacientes com os cuidados farmacêuticos, um inquérito sobre cuidados farmacêuticos na Europa, realizado entre 2008 e 2009, mostrou que 27% dos pacientes nem sequer conhecem o resultado dos cuidados farmacêuticos (EDQM 2009). Qual é então a situação no Hospital Geral de Nyanya, em Abuja, e na FCT? Mais uma vez, a revisão da literatura mostrou que foram efectuados vários estudos sobre a satisfação dos doentes com os cuidados farmacêuticos em diferentes partes do país, mas nenhum foi realizado no FCT e no Nyanya General Hospital em particular. Existe, portanto, uma lacuna que precisa de ser preenchida. Após este estudo, recomenda-se vivamente a realização de um estudo aprofundado sobre a satisfação dos doentes com os cuidados farmacêuticos no Hospital Geral de Nyanya.

1.14 O IMPACTO DA LEGISLAÇÃO, DA ÉTICA E DA MORAL FARMACÊUTICAS NA PRÁTICA DOS CUIDADOS FARMACÊUTICOS

De acordo com Okoronkwo (2013), a moral, a ética e o direito são conceitos distintos, mas relacionados; a moral é um princípio de conduta correta e incorrecta, que define o carácter de uma pessoa. Diz-se que o homem obtém a sua moral a partir da sua interação na sociedade. Por outro lado, a moral conota algo que está incorporado na própria natureza e enuncia princípios pessoais que permitem ao indivíduo escolher entre o certo e o errado. (Uchegbu 2004). Tem-se argumentado que a moralidade é subjectiva; que lhe falta a qualidade de ser objetiva. O que é moral para uma pessoa pode ser imoral para outra. A moralidade individual também muda com o tempo e as situações. Os pontos de vista sobre a moralidade podem diferir de pessoa para pessoa e de um clima para outro. Algumas pessoas chegam mesmo a injetar elementos religiosos nas considerações morais.

A ética, por outro lado, é a ciência da moral. É um quadro, uma base sistemática e fundamentada para fazer afirmações sobre a moralidade. (Weber 2008) Abordar uma questão de uma perspetiva ética é refletir sobre a moralidade de uma situação e ponderar o impacto da ação de uma pessoa sobre os outros - se é possível justificar as nossas acções perante uma autoridade superior. (Brushwood, David: 2000) O relativismo ético postula que os indivíduos devem decidir o que é ético com base nos seus próprios sentimentos sobre o que é certo ou errado.

Assim, se uma pessoa cumpre o seu próprio padrão moral ao tomar uma decisão, ninguém a pode criticar por isso. No entanto, esta teoria tem sido criticada com base no facto de que uma ação que é geralmente considerada não ética (por exemplo, dispensar um genérico em vez de uma marca e cobrar ao doente a marca) seria "ética" se o autor pensasse que era verdadeiramente ética.

A ética é uma expressão avançada da moral e é, portanto, mais sofisticada do que a moral. Enquanto moralmente se pode apoiar quase tudo, a ética enfatiza um sistema social no qual essa moral é aplicada; por conseguinte, é necessária a razão para justificar eticamente a ação de alguém. A ética aponta para normas ou códigos de comportamento esperados pelo grupo a que o indivíduo pertence; trata-se de uma referência abaixo da qual o indivíduo não pode descer, sob pena de se tornar um pária suscetível de ser ostracizado da sociedade.

Diz-se que uma ação não é ética quando é contrária a um código de conduta sistemático e baseado na razão, acordado pelos membros de um grupo. Esta conduta não ética foi descrita como "conduta infame a nível profissional". No processo inglês **Allison contra General Council of Medical Education and Registration (1894) 1QB750, em que um médico, o Sr. Allison, se envolveu em publicidade pública extensiva para atrair pacientes, o Conselho considerou que tal conduta era suscetível de desacreditar toda a profissão médica. Num caso de conduta infame a nível profissional apresentado contra o médico, o tribunal declarou que se considera que ocorreu uma conduta infame a nível profissional quando um médico, no exercício da sua profissão, fez algo que seria razoavelmente considerado vergonhoso ou desonroso pelos seus colegas profissionais de boa reputação e competência.**

É alegado que a definição de "conduta infame" a nível profissional no caso de Allison poderia ser adoptada na profissão de farmacêutico. No entanto, o que constitui os sintomas de uma "conduta infame" dependerá das normas de cada profissão e dos factos de cada caso.

A ética funciona num pedestal mais elevado do que a moral. Quando existe um conflito entre a crença moral de uma pessoa e a ética da sociedade, esta última prevalece. A ética pode pôr em causa a moral e levá-la a mudar. A sociedade necessita de um código de ética para estabelecer a ordem, prevenir ou minimizar os conflitos gerais ou de grande escala no seio da sociedade, reduzir os conflitos entre indivíduos e fornecer uma base para a resolução de conflitos entre valores concorrentes.

Segundo Vivian Weil, "as normas éticas de uma profissão devem ser compatíveis com a nossa moralidade comum, mas vão para além dessa moralidade. Poder-se-ia dizer que interpretam a nossa moralidade comum para os pormenores específicos do trabalho de um determinado grupo profissional".

Por exemplo, embora a moral pessoal de um advogado seja no sentido de que o assassínio é condenável, a ética da profissão de advogado exige que a qualquer pessoa acusada de assassínio seja oferecida uma vigorosa assistência profissional na defesa da acusação de assassínio. Isto tem por base a santidade da vida humana e a disposição constitucional segundo a qual um arguido se presume inocente até que a sua culpa seja estabelecida por um tribunal competente. Até essa decisão, a opinião moral do advogado ou de qualquer outra pessoa não conta.

Do mesmo modo, alguns farmacêuticos - especialmente os que trabalham em empresas - são frequentemente confrontados com o dilema de aplicar políticas empresariais que estão em conflito direto com os seus valores pessoais mais profundos (por exemplo, distribuir um contracetivo "manhã seguinte"). No célebre caso Pierce v Ortho pharmaceutical Corporation 417 A. 2d 5O5 (N.J.198O), a empresa (Ortho) apresentou à Food and Drug Administration (FDA) um pedido de autorização para testar a Loperamida em seres humanos, tendo as provas demonstrado que a Ortho agiu de forma legal e ética ao conduzir toda a investigação relacionada com a Loperamida, procurando obter a aprovação da FDA para testar o medicamento em seres humanos. A Dra. Pierce (que trabalhava para a empresa como diretora de investigação médica) manifestou o seu desapontamento com a decisão da Ortho de testar os medicamentos em seres humanos, porque acreditava que o elevado nível de sacarina contido na Loperamida (44 vezes superior aos níveis permitidos por lei nos refrigerantes) representaria um perigo para os sujeitos. Ela até citou o Juramento de Hipócrates que diz: "Prescreverei um regime para o bem do meu paciente de acordo com a minha capacidade e o meu julgamento e nunca farei mal a ninguém". A Ortho demitiu a Dra. Pierce do seu cargo. A Dra. Pierce processou a Ortho para obter uma indemnização por despedimento sem justa causa. No Supremo Tribunal, o tribunal confirmou o despedimento da Dra. Pierce pela Ortho. O tribunal afirmou que: "um empregado não tem o direito de continuar a trabalhar quando se recusa a efetuar investigação pelo simples facto de esta ser contrária à sua moral pessoal. Um trabalhador por conta de outrem que se recuse a trabalhar para uma entidade patronal em resposta a um apelo de consciência deve reconhecer que os outros trabalhadores e a sua entidade patronal podem ter uma opinião diferente". O tribunal observou também que "o caos resultaria se um único médico (empregado) envolvido em investigação fosse autorizado a determinar, de acordo com a sua consciência individual, se um projeto deve continuar. Uma decisão em contrário prejudicaria seriamente a capacidade dos fabricantes de medicamentos de desenvolverem novos medicamentos de acordo com a sua melhor opinião". Este caso histórico e outros do mesmo género demonstram a supremacia da ética e do direito sobre a moral. No entanto, Cristina Alarcon defende que um código de ética nunca deve substituir a consciência individual. Segundo a autora, a consciência individual deve estar sempre na base da ação, mesmo na presença de códigos, normas ou orientações profissionais. (Alarcon 2007).

A lei, segundo o dicionário Webster, é um costume ou prática obrigatória de uma comunidade, uma regra de conduta ou ação prescrita ou formalmente reconhecida como obrigatória ou aplicada por uma autoridade de controlo. (Webster 1983). A lei e a ética são geralmente mal interpretadas como sendo a mesma coisa, mas a posição correta é que a lei afirma a supremacia sobre a moral e a ética. Por um lado, a lei é prescritiva e vinculativa; a moral e a ética, por outro lado, são sugestivas e muitas vezes não vinculativas. As leis implicam sanções ou castigos em caso de violação; as violações da moral e da ética são desaprovadas, mas não exercem sanções finitas.

No entanto, o direito, a ética e a moral não são diametralmente opostos. De facto, também não se excluem mutuamente. A separação entre o direito, por um lado, e a moral e a ética, por outro, é muitas vezes meramente formal e não substancial. A maior parte das leis representa uma codificação da moral, e foi precisamente uma violação da ética que levou à promulgação de muitas leis. Por conseguinte, a ética é a base filosófica das leis, regras e regulamentos. Colaizzi, (2009). A farmácia é uma profissão social e os farmacêuticos enfrentam frequentemente situações que suscitam considerações de ordem moral, ética e jurídica. Por conseguinte, a questão de saber se a conduta de um farmacêutico é imoral, pouco ética ou ilegal não pode ser respondida de forma abstrata. Deve situar-se no contexto e na dialética da eterna interação entre a moral, a ética e o direito.

1.15 CÓDIGOS DE DEONTOLOGIA: A FARMÁCIA COMO PROFISSÃO SOCIAL

Um código de ética, de acordo com o Wise Geek, é um conjunto de diretrizes concebidas para definir o comportamento aceitável dos membros de um determinado grupo, associação ou profissão. (McMahon 2014). Os códigos de ética clarificam o comportamento social e moral que é ou não aceitável pelos pares profissionais. Como pertencem a um grupo, são geralmente redigidos por escrito para evitar ambiguidades. A sociedade exige códigos de ética para garantir a ordem. (Desnoyer, George: ética e moral: http://www.endusmilitarism.org/ethicsandmorality.html).

Os códigos de ética são instrumentos de persuasão tanto para os membros de uma profissão como para o público. Também reforçam o sentimento de pertença entre os membros de um grupo com valores comuns e uma missão comum.

Segundo Richard TO próprio exercício de elaboração de um código é, por si só, compensador; obriga um grande número de pessoas a refletir sobre a sua missão e as obrigações importantes que têm, enquanto grupo e enquanto indivíduos, em relação à sociedade no seu conjunto". Degeorge (2007).

Os códigos de ética são ferramentas que os grupos ou organizações utilizam para avaliar os seus membros e para os responsabilizar por um conjunto de diretrizes e normas pré-determinadas.

De acordo com a declaração de normas profissionais da Federação Farmacêutica Internacional (FIP), os códigos de ética para a profissão de farmacêutico são identificados como a vontade de cada profissional de cumprir normas éticas e profissionais que excedem os requisitos legais mínimos. (FIP statement of professional standards codes of ethics for pharmacists New Orleans). Os códigos de deontologia de uma profissão definem, por conseguinte, o comportamento aceitável dos membros, promovem padrões elevados de prática e constituem uma referência para os membros utilizarem na sua autoavaliação. Os códigos de deontologia estabelecem um quadro para o comportamento e as responsabilidades profissionais e servem também de veículo para a identidade profissional. O código de ética é uma marca de maturidade profissional.

O exercício da profissão de farmacêutico tem as caraterísticas de uma atividade profissional e também de uma profissão. Por conseguinte, é comum que uma pessoa que exerce uma atividade profissional se refira a si própria como profissional - afinal, a profissão de uma pessoa pode ser igualmente a sua ocupação. No entanto, as obrigações e diretrizes éticas distinguem as profissões das ocupações. A questão de saber se a farmácia é uma profissão discute a distinção entre uma profissão, por um lado, e uma atividade económica, por outro.

Este argumento também sublinha a compatibilidade entre os dois no âmbito do papel de um farmacêutico e mostra como um farmacêutico nigeriano, em particular, pode desenvolver o seu carácter profissional e permanecer ético no ambiente caótico da prática dominada por charlatães.

O compromisso ético é um contrapeso ao comercialismo e à concorrência inerentes à prática da farmácia. Por conseguinte, a rentabilidade não exclui os ideais de profissionalismo.

A ética reflecte a alma de cada profissão. Um comportamento ético consistente cria uma imagem positiva do indivíduo que se estende à imagem da profissão. Por outro lado, as práticas e decisões não éticas criam uma imagem negativa e diminuem a confiança e a credibilidade do indivíduo, levantando suspeitas sobre a sua profissão. O reconhecimento destes factos levou à emissão, pelo FIP, da declaração de normas profissionais relativas aos códigos de ética dos farmacêuticos. Através desta declaração, a FIP declara e reafirma a base da regra e das responsabilidades dos farmacêuticos. Estas obrigações estão enraizadas em princípios e valores morais e devem orientar as associações nacionais de farmacêuticos na formulação dos seus códigos de ética individuais. Os códeos de deontologia destinam-se a orientar os farmacêuticos nas suas relações com os doentes, com outros profissionais de saúde e com a sociedade em geral. A questão de saber se o código deontológico dos farmacêuticos na Nigéria está em consonância com a declaração do FIP sobre os códigos deontológicos profissionais para os farmacêuticos é discutível. Basta notar que um código de ética não resolverá todos os desafios éticos. Além disso, os códigos de ética baseiam-se fundamentalmente na persuasão moral. Por conseguinte, não é surpreendente que sejam promulgadas leis para ajudar a aplicar a moral e os códigos de ética, dada a natureza coerciva das leis e dos regulamentos.

1.16 CONSIDERAÇÕES ÉTICAS NA PRÁTICA DOS CUIDADOS FARMACÊUTICOS

O recente conceito de cuidados farmacêuticos colocou os farmacêuticos de todas as esferas perante dilemas éticos mais ambíguos do que os encontrados na anterior abordagem centrada no medicamento para os cuidados do doente. A centralização no doente, que constitui a base do conceito de cuidados farmacêuticos, promove o contacto pessoal intenso do farmacêutico com o doente. Este facto resultou numa maior exposição do farmacêutico a dilemas éticos e morais. Para além dos requisitos legais e regulamentares, a prática farmacêutica também é afetada por considerações éticas. A ética médica e geral tem os seus fundamentos numa série de princípios, incluindo a autonomia, a não maleficência, a beneficência, a confidencialidade e a verdade. A autonomia refere-se ao respeito pela capacidade de outras pessoas tomarem decisões responsáveis sobre a sua saúde e vida - e a um comportamento por parte dos profissionais de saúde que não comprometa ou diminua a autonomia. A não maleficência refere-se a um esforço consciente por parte dos profissionais de saúde para fazer coisas que não são concebidas para magoar ou afetar negativamente o doente. A beneficência é uma atitude e um comportamento em relação aos doentes que reconhece que estes se encontram em desvantagem em termos de conhecimentos sobre cuidados de saúde e da sua capacidade de assumir plena responsabilidade pelas coisas que afectam a sua saúde. Inclui a perceção, por parte dos profissionais de saúde, de que têm uma responsabilidade especial de cuidar dos interesses dos seus doentes. Embora a beneficência implique uma bondade ativa, pode conduzir a uma atitude e a um comportamento paternalistas, partindo do princípio de que o profissional de saúde está a proteger os interesses relativamente ingénuos do doente com conhecimentos profissionais. Traduz-se geralmente numa combinação de atitude e comportamento, que deve ser cuidadosamente equilibrada. A confidencialidade implica um respeito básico pela informação pessoal dos doentes e das suas famílias. Esta questão expandiu-se legalmente para incluir disposições de leis de confidencialidade federais e estatais. Mas vai para além do elemento de coisas como a Lei de Portabilidade e Responsabilidade dos Seguros de Saúde (HIPAA 1996), que exige que os profissionais de saúde gerem adequadamente todas as informações de identificação formais e informais e os dados de saúde dos doentes da forma mais respeitosa e cautelosa possível. Dizer a verdade significa o que diz - que não enganamos nem mentimos aos doentes ou a terceiros. A nossa integridade profissional baseia-se firmemente na confiança que os outros têm naquilo que dizemos e fazemos como sendo verdadeiro e correto. A integridade profissional assenta substancialmente na perceção do público de que se pode contar com o pessoal da farmácia para ser honesto e verdadeiro - e isso implica não só responder a perguntas, mas também ser proactivo face a possíveis ameaças à verdade, como a fraude e o abuso.

Tal como muitas associações profissionais, a Associação Americana de Farmacêuticos (2006) tem um código de ética para farmacêuticos, aprovado pela Câmara dos Delegados da Sociedade Americana de Farmacêuticos de Sistemas de Saúde em 1996; este código descreve os princípios que regem a base fundamental das funções e responsabilidades dos farmacêuticos. O objetivo do código é servir de declaração pública e ajudar os farmacêuticos na sua relação com os doentes, os profissionais de saúde e a sociedade. Do mesmo modo, o National Advisory Committee on licensing (2006) elaborou um modelo de código deontológico para os farmacêuticos canadianos, como serviço às autoridades reguladoras provinciais e para esclarecer os farmacêuticos, o público e as entidades reguladoras. Este código de ética é paralelo a muitos dos conceitos incorporados no código americano.

A prática da farmácia na Nigéria é bastante difícil, sobretudo porque a profissão é assaltada por intrusos e charlatães. Mas esta é apenas uma das muitas dores de cabeça dos profissionais de farmácia. Eles também são confrontados com a obrigação mais importante de garantir que a sua prática esteja em conformidade com as melhores práticas globais. Como já foi referido, as boas práticas internacionais da farmácia assentam na trindade de normas - moral, ética e direito. Tentámos contextualizar estes conceitos com vista a situar estas normas na prática quotidiana da farmácia e a examinar a relação entre elas e a forma como afectam o profissional de farmácia.

Neste conjunto de normas, que constitui o guia trino da prática da farmácia, a lei reina suprema. Enquanto que a farmácia, enquanto profissão social, atribui uma importância quase igual a cada uma destas normas, a lei, no entanto, continua a ser o primus interpares na regulamentação da prática farmacêutica. A moral e a ética podem ser persuasivas relativamente ao que ditam; a lei, por outro lado, comanda e obriga à obediência ao que afirma. As violações da moral e da ética são desaprovadas mas, ao contrário da lei, não exercem sanções finitas.

Para lidar com as questões éticas e morais decorrentes dos cuidados farmacêuticos, os farmacêuticos necessitam de um nível mais elevado de compromisso profissional e pessoal para com o doente, bem como de conhecimentos clínicos sólidos para lidar com as decisões complexas que possam surgir em matéria de cuidados.

Como já foi referido, o aviamento de receitas médicas coloca o farmacêutico comunitário perante um grave dilema moral, ético e jurídico. O Colégio Americano de Farmácia Clínica, apoiando a prerrogativa de um farmacêutico de se recusar a aviar uma receita com base em convicções pessoais ou morais, adverte, no entanto, que um farmacêutico deve praticar sempre com total respeito pelas necessidades, interesses, dignidade, confidencialidade e bem-estar do doente e deve assegurar que qualquer ação ou decisão profissional que ocorra devido a uma objeção de consciência não resulte em danos para o doente.

Por último, para que a farmácia mantenha a sua posição na liga das profissões respeitadas, é aconselhável que os farmacêuticos cumpram as leis em vigor no país, demonstrem conhecimentos técnicos e prestem serviços coerentes com a visão que os seus pacientes têm dos serviços profissionais. Os cuidados de saúde (medicamentos), nas palavras de Kieffer, G., não podem continuar a ser um assunto privado a ser comprado como qualquer outro bem de mercado porque, em última análise, é o julgamento coletivo do público que determina se a farmácia é uma ocupação ou uma profissão (ibid).

1.17 LEGISLAÇÃO FARMACÊUTICA NA NIGÉRIA

A legislação farmacêutica é geralmente definida como um conjunto de informações sobre a distribuição de medicamentos e a terapia medicamentosa (Brushwood 2000). A legislação define as responsabilidades dos farmacêuticos e de outras pessoas que estão formalmente envolvidas com medicamentos. A legislação farmacêutica fornece um mecanismo através do qual os resultados adversos são revistos, dando às pessoas responsáveis a oportunidade de responderem pelas suas acções e de evitarem a responsabilidade através de uma contabilidade satisfatória.

O Direito da Farmácia existe com um objetivo. Os farmacêuticos, enquanto profissionais, gozam de muitas prerrogativas e empregam muita discrição nas suas práticas. No exercício destes poderes discricionários, os farmacêuticos exercem uma grande influência e poder. O direito farmacêutico medeia a interface entre o exercício dos poderes profissionais e o poder discricionário do farmacêutico e o interesse da sociedade. As regulamentações e restrições legais relativas à utilização de medicamentos e aos farmacêuticos demonstram a natureza peculiar dos medicamentos para além de uma simples mercadoria. A existência de leis que regulam as actividades dos farmacêuticos é também uma forma de controlar os privilégios que a sociedade concede aos profissionais de farmácia.

A prática da farmácia na Nigéria é regulamentada a nível federal. O Conselho dos Farmacêuticos da Nigéria (PCN), que tem a responsabilidade principal de regulamentar e controlar a prática da farmácia na Nigéria em todos os seus aspectos e ramificações, é uma criação do Governo federal da Nigéria. (Conselho de Farmacêuticos da Nigéria, decreto 91 de 1992). A existência de um organismo, nomeadamente o PCN, que controla a prática da farmácia em toda a federação assegura a uniformidade do padrão de prática em toda a Nigéria.

A legislação sobre farmácia na Nigéria provém de várias fontes. Estas leis e regulamentos são bastante complexos e numerosos para serem completamente assimilados por um farmacêutico médio. De acordo com Adenika, as leis sobre a farmácia tornaram-se pesadas. O autor de renome opinou que estas leis são atormentadas por sobreposições, repetidas revogações e flagelações". Adenika Fred (1998). A sua observação não é surpreendente pelo facto de a maioria destas leis ter surgido sobretudo durante o regime militar, que foi apelidado por muitos como "a era negra" da história política da Nigéria. Seja como for, os maiores desafios com que se defrontam as leis sobre as farmácias na Nigéria são os factores gémeos, mas relacionados, da não adesão (o que se pode designar por infracções inadvertidas) às leis e da aplicação ineficaz de sanções pelos organismos reguladores. Postula-se que a incorporação de valores éticos nestas leis reduzirá a incidência de infracções.

Uma lei é considerada boa ou má em função, em grande medida, da sua compatibilidade com a moral geral da sociedade. Do mesmo modo, a imagem de uma sociedade é reforçada pelo grau de obediência às leis por parte dos seus membros. Aristóteles afirma que: "mas devemos lembrar-nos que as boas leis, se não forem cumpridas, não constituem um bom governo. Por conseguinte, há duas partes de um bom governo: uma é a obediência efectiva dos cidadãos às leis, a outra é a bondade da lei a que eles obedecem." (Aristóteles: política 1294936) Embora se procure harmonizar as várias leis sobre farmácia, é mais importante que os farmacêuticos adiram às leis existentes se a farmácia quiser manter a sua posição na liga das profissões respeitadas na Nigéria.

1.18 O CONFLITO ENTRE MORAL, ÉTICA E DIREITO NA PRÁTICA DOS CUIDADOS FARMACÊUTICOS

O conflito entre a moral, a ética e a lei na prática da farmácia resulta no que foi apelidado de dilema moral/ético, ético/legal ou dilema moral/legal. Os conflitos entre a lei e a ética ou entre a moral e a ética são comuns em todas as facetas da prática farmacêutica.

A farmácia comunitária é a secção da prática farmacêutica que serve todos os farmacêuticos proprietários, gestores e empregados que exercem a sua atividade num ambiente comunitário. Os membros da secção são farmacêuticos que exercem a sua atividade em estabelecimentos independentes e em cadeias, em cuidados de saúde ao domicílio, em farmácias de franchising ou de supermercados e em escritórios. (Guia eleitoral da Associação Americana de Farmacêuticos 2005).

A farmácia comunitária, também conhecida como farmácia de retalho, representa uma das maiores e mais especiais categorias de grupos na prática da farmácia. A secção de farmácia comunitária é a maior das secções do FIP. (FIP 2005). Na Nigéria, os farmacêuticos comunitários representam mais de setenta por cento de todos os farmacêuticos registados.

Os farmacêuticos são os guardiões indiscutíveis dos medicamentos. No entanto, não há nenhum segmento da prática farmacêutica que cumpra melhor este papel de guardião do que a farmácia comunitária. Enquanto o farmacêutico hospitalar preenche as receitas do hospital em que trabalha - e pode, por conseguinte, estar habituado à classe de medicamentos que são habitualmente prescritos nesse hospital - o farmacêutico comunitário tem em stock quase todos os medicamentos, uma vez que é provável que receba encomendas/referências de vários hospitais. Enquanto o farmacêutico hospitalar se pode tornar uma autoridade em certas classes de medicamentos, o farmacêutico comunitário tem de ser um *"especialista em todos os medicamentos e mestre de todos"*. O papel de guardião do farmacêutico comunitário é bastante exigente, uma vez que este tem de se manter a par dos novos medicamentos introduzidos no mercado quase diariamente. Este desafio torna-se ainda mais difícil devido à fraca implementação das leis que regem a regulamentação dos medicamentos na Nigéria. Os medicamentos e outros produtos regulamentados são facilmente adquiridos sem problemas. Além disso, com o síndroma de falta de stock prevalecente na maioria dos hospitais e instituições de saúde públicas, há sempre um derrame de receitas para as farmácias comunitárias. Podem surgir conflitos entre a moral e a lei no cumprimento do dever profissional do farmacêutico comunitário porque, numa tentativa de satisfazer as várias necessidades dos clientes, doentes, hospitais e comunidade, o farmacêutico comunitário pode armazenar até medicamentos não registados.

A mudança no papel do farmacêutico comunitário é outra causa de dilema ético e jurídico. O papel do farmacêutico comunitário sofreu uma série de alterações em termos de filosofia e prática, uma vez que procura responder à dinâmica das expectativas da sociedade, às alterações das normas legais/regulamentares, bem como às inovações tecnológicas na prestação de cuidados de saúde. Tendo o farmacêutico comunitário perdido o controlo sobre a chamada função de manipulação, não lhe resta outra alternativa senão vender e dispensar medicamentos fabricados por terceiros.

Embora a farmácia comunitária se tenha tornado um canal de distribuição para a indústria farmacêutica, este papel da farmácia comunitária está, infelizmente, a ser ameaçado. A proliferação de lojas de medicamentos patenteados representa um grave perigo para o sistema de distribuição de medicamentos na Nigéria. Os medicamentos são vendidos como qualquer outro artigo de comércio, enquanto os analfabetos e os charlatães encaram a distribuição de medicamentos como um mero negócio. Atualmente, todos os tipos de personagens estão envolvidos na venda e distribuição de medicamentos e outros produtos farmacêuticos. Enquanto profissionais, os farmacêuticos são formados para encarar a sua prática como um meio de serviço à humanidade; o mesmo não se pode dizer destes impostores que encaram a distribuição de medicamentos como uma mera via para acumular riqueza. Esta situação representa, sem dúvida, um enorme dilema para muitos farmacêuticos comunitários que se encontram divididos entre o profissionalismo e o mercantilismo. Enquanto os comerciantes de medicamentos não têm restrições e são ferozmente competitivos, o farmacêutico, devido à sua formação, ética e legislação, não só é regulamentado como está sujeito a grandes restrições.

Infelizmente, a legislação sobre medicamentos na Nigéria parece concentrar-se apenas nos farmacêuticos, enquanto os comerciantes de medicamentos são deixados à solta, causando estragos na indústria farmacêutica. As próprias leis que se destinam a regulamentar o negócio dos medicamentos na Nigéria tornaram-se um albatroz no pescoço do farmacêutico. Como resultado, os guardiões indiscutíveis dos medicamentos tornaram-se *pessoas deslocadas internamente* na sua própria profissão. Que dilema! (Okonkwo 2014). Como farmacêuticos, devemos, no entanto, consolar-nos e tirar força das palavras do sociólogo Thorner, que disse que "a distribuição pode estar em vias de se tornar científica e está a ser ensinada em escolas de administração de empresas, mas não pode tornar-se uma profissão até que o interesse do vendedor esteja institucionalmente subordinado ao do utilizador de medicamentos".

O conflito entre ética e atividade económica na prática da farmácia remonta à história. Resnik et al (2000) observaram que o conflito na farmácia comunitária surge porque a farmácia comunitária é uma unidade comercial, mas o farmacêutico comunitário é um profissional de saúde. Os farmacêuticos comunitários estão no negócio de vender medicamentos, mas têm responsabilidades éticas e legais para com os seus pacientes. Uma dessas responsabilidades é o dever de prestar serviços de aconselhamento aos utentes. Infelizmente, esta obrigação profissional do farmacêutico comunitário passou para segundo plano. Nos últimos tempos, com muitas farmácias comunitárias a funcionarem como meros apêndices dos supermercados, há pouco ou nenhum tempo dedicado ao aconselhamento dos doentes. Além disso, a maioria das farmácias comunitárias tem falta de pessoal.

A farmácia comunitária na Nigéria é uma unidade de negócio única com o farmacêutico proprietário firmemente no comando. Na maioria dos casos, o farmacêutico-proprietário pode ter apenas um membro do pessoal que desempenha também as funções de empregado de limpeza e de assistente de vendas. Nesta situação, o farmacêutico proprietário faz praticamente tudo, desde as compras e vendas até ao aconselhamento. O aconselhamento é uma atividade que consome muito tempo. Trata-se de um serviço que pode não se somar imediatamente às vendas; consequentemente, esta atividade não menos importante pode ser prejudicada, uma vez que o farmacêutico pode ser limitado pelo tempo para se concentrar mais nas vendas.

A situação de *"registar e sair"* é outro grande desafio para o aconselhamento. É claro que uma farmácia com um farmacêutico superintendente "fantasma" não é suscetível de ter o aconselhamento dos pacientes na sua agenda. Essa farmácia é nada mais nada menos do que uma drogaria comum ou uma loja *"mãe e filho"* disfarçada de farmácia. As obrigações profissionais, éticas e legais do farmacêutico de aconselhar os doentes podem ser prejudicadas por incentivos financeiros ou outras pressões, levando-o a dedicar menos tempo ao aconselhamento dos doentes.

A farmácia é uma profissão híbrida. É uma profissão que tem o raro privilégio de partilhar as caraterísticas de uma profissão e de uma empresa. De acordo com Denzin e Meltin, a farmácia foi identificada como uma ocupação que pode ter dificuldade em conciliar o que tem sido argumentado como sendo o objetivo díspar da rentabilidade comercial e do altruísmo profissional. A prática da farmácia sempre se caracterizou pela comercialização de produtos não relacionados, o que é imperativo para criar um volume de caixa adequado para subsidiar a função profissional do farmacêutico. A venda de mercadorias em geral nas farmácias é também um meio de estabelecer a farmácia na comunidade. As farmácias tornam-se, assim, o balcão único da comunidade, onde podem ser adquiridos não só medicamentos e outros produtos de saúde, mas também artigos diversos e de conveniência. A venda de outros produtos para além dos medicamentos nas farmácias é igualmente uma resposta subtil, mas inteligente, à concorrência com os supermercados ou as lojas de esquina que, mesmo em alguns casos, ultrapassam as suas limitações e se dedicam à venda de medicamentos. Para muitos farmacêuticos, no entanto, a venda de artigos de conveniência é uma extensão natural do departamento de prescrição. Este carácter profissional e comercial da farmácia conduz quase sempre a um conflito entre os interesses comerciais e profissionais do farmacêutico e a imagem profissional do farmacêutico é, na maior parte das vezes, posta em causa.

Esta dupla natureza da farmácia influenciou grandemente a forma como os doentes e a sociedade em geral vêem os farmacêuticos e as suas funções. De acordo com Brazier, "o trabalho do farmacêutico estende-se a toda a comunidade. O impacto da sua prática afecta-nos a todos, mas quando os farmacêuticos fazem o seu trabalho corretamente, mal nos apercebemos da sua importância". Adenika capta esta situação de forma sucinta: *"o privilégio especial da profissão de farmacêutico é também o seu dilema peculiar: a necessidade de conciliar a aparente divergência entre a teoria científica e a realidade da prática comercial. O farmacêutico verdadeiramente bem sucedido tem normalmente de combinar os elementos da perspicácia prática empresarial com uma medida de teoria científica sólida e profissionalismo. Uma das premissas centrais é que não existe uma clivagem nítida entre o farmacêutico como cientista e profissional, por um lado, e como empresário, por outro. Ambos são parte integrante do mesmo profissional".* *(Adenika 1998)*

O aviamento de receitas é outro aspeto do dever do farmacêutico que o coloca perante um grave dilema moral, ético e jurídico. Uma receita é uma ordem e o farmacêutico tem a obrigação ética e moral de a aviar. No entanto, a natureza especial da prática profissional confere ao profissional autonomia e prerrogativas profissionais. A autonomia profissional significa que o exercício profissional não pode ser objeto de interferências externas, enquanto as prerrogativas profissionais dizem respeito a questões que são da competência do profissional e que não são especificamente tratadas pela lei. Bureki e Vottero http:/ /www .ashp. org/doc library /bookstore /p.680/sample). Um exemplo é o direito de um farmacêutico decidir se deve ou não aviar uma receita.

A recusa de aviar uma receita médica resulta frequentemente da convicção moral do farmacêutico. No decurso das suas actividades profissionais, um farmacêutico pode considerar que certas situações que envolvem a utilização legalmente autorizada de medicamentos e serviços conexos entram em conflito com a sua consciência e convicções morais. Assim, um farmacêutico que seja a favor da vida pode recusar-se a aviar uma receita de contraceptivos ou de contraceção de emergência. É muito importante notar que a moralidade em farmácia decorre da raiz da profissão como uma vocação que salva vidas. De acordo com Elliot, a profissão de farmacêutico é fundamentalmente de natureza moral. A eticista Iglesias recorda-nos também que "um *ser humano é um ser ético, pessoalmente responsável pelas escolhas entre o que é bom e o que é mau, certo ou errado"*. "A autora defende ainda que a medicina (farmácia) é intrinsecamente ética. Esta conclusão parece estar de acordo com a declaração de posição do Colégio Americano de Farmácia Clínica, que apoia a prerrogativa de um farmacêutico de se recusar a participar pessoalmente em situações que entrem em conflito com as suas crenças morais, éticas ou religiosas.

Infelizmente, o direito do farmacêutico de se recusar a aviar uma receita com base em convicções morais suscitou questões morais, éticas e jurídicas contraditórias. Por exemplo, é ético ou legal que se negue a um doente o acesso a um medicamento simplesmente com base na crença moral ou religiosa do farmacêutico? A recusa de dispensa com base na convicção moral pessoal do farmacêutico não contraria o princípio ético da autonomia, ou seja, actos que respeitam a autodeterminação de outras pessoas? É compreensível que a prerrogativa de um farmacêutico de dispensar ou não dispensar uma receita com base na sua convicção moral tenha sido objeto de muitos debates e de críticas contundentes. Uma dessas críticas é um editorial do New York Times (2005) que afirma que "*a recusa de um farmacêutico em aviar uma receita é um abuso de poder intolerável, e os farmacêuticos não têm o direito de impor as suas próprias opiniões morais ou éticas a clientes que podem não as partilhar"*.

No entanto, é digno de nota o facto de não existirem processos judiciais conhecidos em que estivesse em causa o direito do farmacêutico de recusar a dispensa com base em convicções morais ou pessoais. Mas há uma preponderância de provas na literatura disponível que sugerem que um farmacêutico pode exercer um juízo profissional (não moral) no que respeita à legitimidade das ordens de prescrição dispensadas.

1.19 O CONCEITO DE QUALIDADE NOS SERVIÇOS DE SAÚDE

Várias organizações e investigadores definiram em termos mais abstractos o significado de qualidade dos cuidados. A Organização Mundial de Saúde (OMS) define a qualidade dos cuidados de saúde como a medida em que os cuidados prestados num determinado quadro económico atingem o resultado mais favorável quando se equilibram os riscos e os benefícios. (Heidemann, 1993). Donabedian (1980) afirmou que: "A qualidade dos cuidados de saúde consiste na aplicação da ciência e da tecnologia médicas de forma a maximizar os benefícios sem aumentar os riscos de forma correspondente. O grau de qualidade é, portanto, a medida em que se espera que os cuidados prestados atinjam o equilíbrio mais favorável entre riscos e benefícios. Roemer e Montoya- Aguilar (1988) escreveram que a qualidade dos cuidados de saúde consiste no desempenho correto (de acordo com as normas) de intervenções que se sabe serem seguras e acessíveis à sociedade em questão, e que têm a capacidade de produzir um impacto na mortalidade, morbilidade, incapacidade e desnutrição (Kwast, 1998). Também o conceito de qualidade pode ser definido como o cumprimento dos requisitos estabelecidos ao menor custo possível (Närhi, 2001). Os serviços de saúde devem ser de boa qualidade para alcançar os resultados desejados. Estes princípios foram alargados aos serviços de farmácia comunitária através da filosofia dos cuidados farmacêuticos no início da década de 1990.

1.20 Iniciativas internacionais para promover o desenvolvimento de serviços e a gestão da qualidade nas farmácias comunitárias.

A Federação Farmacêutica Internacional (FIP) é uma organização com um enfoque mundial e tem tido um papel fundamental na implementação da filosofia dos cuidados farmacêuticos na prática da farmácia comunitária (Federação Farmacêutica Internacional 1997 e 2009). A FIP adoptou pela primeira vez as diretrizes para as Boas Práticas de Farmácia (BPP) em 1993 (Good Pharmacy Practice, 2010). Estas diretrizes foram desenvolvidas como uma referência a ser utilizada por organizações farmacêuticas nacionais, governos e organizações farmacêuticas internacionais para estabelecer normas nacionais de Boas Práticas de Farmácia. Durante os últimos anos, o FIP tem estado no processo de atualização das Diretrizes de Boas Práticas de Farmácia. Para esse efeito, produziu um guia de referência sobre Boas Práticas de Farmácia em 2009 (Federação Farmacêutica Internacional 1997 e 2009). A FIP tem estado a cooperar estreitamente com a Organização Mundial de Saúde (OMS) no desenvolvimento de normas de BPP (Federação Farmacêutica Internacional, 1997). Na Europa, o EuroPharm Forum tem sido o coordenador das acções de desenvolvimento dos serviços de farmácia comunitária para cumprir os objectivos de saúde pública estabelecidos pela OMS (EuroPharm Forum, 2010). O Fórum EuroPharm foi criado em 1993 e é uma organização de cúpula para as organizações farmacêuticas nacionais na Europa.

Esteve a funcionar sob a alçada da OMS até 2007, altura em que se tornou uma organização internacional independente. O Fórum EuroPharm coopera estreitamente com o FIP. As acções do Fórum EuroPharm baseiam-se em protocolos de orientação para programas nacionais destinados a envolver os farmacêuticos comunitários na promoção da saúde pública. O objetivo é apoiar as farmácias comunitárias a desenvolverem novos serviços profissionais que estejam em conformidade com a política de saúde local. O aconselhamento dos doentes, a gestão da asma, da hipertensão e da diabetes e a cessação do tabagismo foram

Os primeiros protocolos do programa foram desenvolvidos em 1993. Desde então, foram estabelecidos novos programas e kits de implementação, bem como actualizações de programas, com base nos dados de acompanhamento da implementação de programas de diferentes países membros. Os últimos programas adoptados estão relacionados com a contrafação de medicamentos e a síndrome metabólica (EuroPharm Forum, 2010). Desde o início, o Fórum EuroPharm promoveu a investigação sobre a avaliação dos resultados dos programas estabelecidos. Por conseguinte, tem desempenhado um papel crucial na evolução de uma metodologia sólida de avaliação dos resultados. Os investigadores europeus que trabalham nesta área formaram a sua própria rede na década de 1990, designada Pharmaceutical Care Network of Europe (PCNE) (Pharmaceutical Care Network of Europe, 2010). Do ponto de vista europeu, o Conselho da Europa é uma organização a nível governamental que tem desempenhado um papel importante na elaboração de políticas de saúde pública. Os medicamentos são uma das suas áreas de incidência na saúde pública (European Directorate for the Quality of Medicine and Healthcare, 2010). Em 2003, o Conselho da Europa criou dois grupos de peritos sobre a segurança dos doentes e dos medicamentos (Conselho da Europa, 2010). Como resultado, as recomendações sobre a promoção da segurança dos doentes foram aprovadas pelos ministérios dos Estados-Membros em 2006 (Council of Europe Rec, 2006). A segurança dos medicamentos foi selecionada como uma área de foco especial nas recomendações. As recomendações sobre práticas de medicação seguras, juntamente com a exposição de motivos, foram também publicadas num relatório separado: "Criação de uma melhor cultura de segurança da medicação na Europa: desenvolver práticas de segurança da medicação" (relatório do Conselho da Europa (P-SP-PH/SAFE), 2006). Como continuidade a este trabalho, o Conselho da Europa criou um novo grupo de peritos com a missão de criar indicadores-chave nas práticas e serviços de cuidados farmacêuticos (Direção Europeia para a Qualidade da Medicina e dos Cuidados de Saúde, 2010).

1.21 O VALOR DOS SERVIÇOS DE CUIDADOS FARMACÊUTICOS

Através do seu impacto no estado de saúde de cada doente, os cuidados farmacêuticos melhoram a qualidade e a relação custo-eficácia dos sistemas de saúde. As melhorias a nível micro repercutem-se na situação global a nível macro, ou seja, as comunidades beneficiam quando os indivíduos que as integram gozam de melhor saúde. Em última análise, a população em geral também beneficiará com as melhorias registadas em todo o sistema (OMS 2006). Os serviços e o envolvimento dos farmacêuticos nos cuidados centrados no doente têm sido associados a melhores resultados económicos e de saúde, a uma redução dos acontecimentos adversos relacionados com os medicamentos, a uma melhoria da qualidade de vida e a uma redução da morbilidade e da mortalidade (Berenguer B. et al 2004, Cipolle et.al., 2004). Uma análise recente investigou a eficácia dos serviços profissionais de farmacêuticos em termos de resultados para os consumidores e, sempre que possível, os benefícios económicos. As suas principais conclusões ilustram o valor de uma série de serviços, incluindo a continuidade dos cuidados após a alta hospitalar e a educação dos consumidores e dos profissionais de saúde. De um modo geral, esta análise demonstra que existem provas de qualidade consideravelmente elevada para apoiar o valor dos serviços profissionais de farmácia na melhoria dos resultados dos doentes ou da utilização de medicamentos na comunidade (Wiedenmayer et al., 2006). Por outro lado, um estudo australiano sobre o impacto económico do aumento das taxas de intervenção clínica na farmácia comunitária concluiu que os farmacêuticos com formação e remuneração adequadas geravam poupanças nos custos dos medicamentos e da prática farmacêutica seis vezes superiores às de um grupo de controlo sem acesso à mesma formação ou remuneração. Calculou-se que farmacêuticos com formação e remuneração adequadas poupariam ao sistema de saúde 15 milhões de dólares australianos (cerca de 100 milhões de dólares americanos) por ano (Benrimoj et.al.,2000). Foram registados resultados semelhantes nos EUA (Shumock et.al., 2003).

1.22 CUIDADOS FARMACÊUTICOS COMO MEDIDA DA QUALIDADE DOS SERVIÇOS FARMACÊUTICOS.

Prestar cuidados de boa qualidade sempre foi o objetivo de muitos prestadores de cuidados. Os bons cuidados ajudam as pessoas a satisfazer as suas necessidades de saúde de forma segura e eficaz. As teorias de gestão e o método de garantia de qualidade desenvolvidos na indústria para melhorar o serviço ao cliente estão agora a ser aplicados aos cuidados de saúde.

A qualidade é definida em termos dos valores dos indivíduos e da sociedade

(Enright 1998). (Atualmente, os cuidados farmacêuticos parecem ser a perspetiva adequada para definir a qualidade em farmácia devido à importância dos benefícios máximos individuais. Os cuidados farmacêuticos representam os cuidados da mais alta qualidade que os farmacêuticos procuram prestar aos doentes. (Farris e Kirking 1993). Hepler é da opinião de que os farmacêuticos que não prestam cuidados farmacêuticos aos seus pacientes devem pagar um imposto de qualidade para compensar a recusa. (Hepler 2003).

Donabedian (1966) identificou pela primeira vez a estrutura atualmente bem estabelecida para a SPO (Estrutura-Processo-Resultado) que fornece orientações para a avaliação da qualidade na investigação médica (Donabedian 1966). O paradigma básico é que a estrutura influencia o processo e potencia a probabilidade de produzir cuidados médicos de qualidade. Existe um pressuposto semelhante para a ligação entre o processo e o resultado: um melhor processo conduz a melhores resultados (Donabedian 1966). Uma interpretação do artigo posterior de Donabedian (1990) sobre os sete pilares dos cuidados indica que os cuidados farmacêuticos parecem ser consistentes com as caraterísticas de qualidade de eficácia e aceitabilidade. (Donabedian 1990). Além disso, a eficácia, a relação custo-eficácia e a eficiência dos cuidados farmacêuticos devem ser firmemente estabelecidas pelos seus profissionais, à medida que as barreiras são eliminadas/superadas; os pilares da otimização, da equidade e da legitimidade parecem ser negligenciados na definição atual de cuidados farmacêuticos. Farris e Kirking defendem, na sua interpretação, que os cuidados farmacêuticos assumem uma definição individualista de qualidade, uma vez que os cuidados farmacêuticos são, por definição, uma relação de convénio com um doente (Farris e Kirking 1993).

Para ser válida, uma avaliação dos serviços de farmácia deve utilizar elementos relativos ao modelo de prática farmacêutica, à prática farmacêutica tradicional ou aos cuidados farmacêuticos. O modelo de OPP constitui um bom modelo teórico para esta avaliação.

Estrutura

Para além dos critérios de estrutura física e operacional para os cuidados farmacêuticos, o número e a qualificação/formação dos farmacêuticos no contexto dos cuidados de saúde merecem uma atenção vital. Muitos farmacêuticos não possuem os conhecimentos e as competências necessárias para prestar um nível de cuidados de saúde delineado por Hepler e Strand. (Hepler e Strand 1990). Não é certo que possamos identificar os conhecimentos e competências específicos que devem ser transmitidos aos farmacêuticos que possam necessitar de formação adicional. Os mecanismos mais eficazes em termos de custos para proporcionar formação adicional também não estão determinados. (A estrutura tem o seu lugar na avaliação da qualidade e deve ser avaliada periodicamente para garantir que os critérios validados estão presentes porque indicam uma capacidade de prestar cuidados farmacêuticos de qualidade. Exemplos de critérios de estrutura são fornecidos na tabela abaixo. Quando os farmacêuticos se lançam na avaliação da qualidade dos cuidados farmacêuticos, devem lembrar-se de que os próprios cuidados farmacêuticos são um indicador relevante da qualidade dos serviços farmacêuticos. É necessária investigação para determinar o significado de cada um dos critérios e avaliar cuidadosamente os componentes para determinar que medidas de estrutura estão ligadas às medidas de qualidade mais fundamentais do processo e do resultado.

QUADRO 1.7 Critérios de estruturação da assistência farmacêutica

Número de farmacêuticos licenciados

Qualificações/experiência dos farmacêuticos

Presença de referências adequadas de informação sobre medicamentos

Inventário suficiente

Capacidade de manutenção de registos (por exemplo, computador)

Sistema informático da farmácia

Espaço útil do balcão da farmácia

Técnicos formados e/ou certificados

Área designada para a composição

Gestor comercial de farmácia

Estabilidade financeira

Zona privada de aconselhamento de doentes

Medicamentos não sujeitos a receita médica proximidade dos farmacêuticos

Formulários de documentação de cuidados farmacêuticos.

Farris e Kirking (1993b) Avaliação da qualidade dos cuidados farmacêuticos II: aplicação do conceito de avaliação da qualidade dos cuidados médicos.

Processo: O processo de cuidados ocorre quando o doente recebe cuidados. Por exemplo, o facto de o farmacêutico ter dispensado o medicamento é uma medida do processo de cuidados farmacêuticos. Donabedian categorizou os critérios de avaliação da qualidade do processo em técnicos ou interpessoais (Donabedian 1966).

Os cuidados técnicos em farmácia representam os procedimentos e testes que os farmacêuticos utilizam para garantir uma utilização óptima dos medicamentos. Os conhecimentos e as competências do farmacêutico devem centrar-se na identificação, resolução e prevenção sistemática de problemas potenciais e reais relacionados com os medicamentos e a saúde. É necessário que o processo tradicional de aviar fisicamente a receita médica deixe de ser enfatizado para facilitar o processo de recolha de informações, o aconselhamento dos doentes, a monitorização da terapia medicamentosa e a comunicação com os médicos. A componente interpessoal dos critérios diz respeito à natureza da interação entre o farmacêutico/pessoal de apoio e o doente. Alguns exemplos de critérios de processo são apresentados no Quadro 1.8

Resultados

O principal objetivo dos cuidados farmacêuticos é melhorar os resultados dos doentes, pelo que os cuidados farmacêuticos são orientados para os resultados. Os resultados são o mais importante para os doentes. Na prestação de cuidados farmacêuticos, os resultados são pré-determinados e avaliados após a implementação dos cuidados farmacêuticos a um doente. Os resultados são os resultados (efeitos) do processo de cuidados, embora as medidas de resultados possam ser influenciadas por numerosas variáveis que podem não estar relacionadas com o processo de cuidados. A composição genética, o rendimento, o nível de educação e o apoio familiar/amigável podem afetar os resultados. Os resultados dos cuidados farmacêuticos podem ser últimos/finais ou intermédios.

O modelo "ECHO" é frequentemente utilizado para avaliar os resultados dos cuidados farmacêuticos. Estes são os resultados económicos, clínicos e humanísticos.

Os resultados económicos estabelecem os "valores para o dinheiro" e incluem a avaliação dos factores de produção e dos resultados. Os inputs ou recursos consumidos incluem os custos diretos da prestação de cuidados, como o custo dos medicamentos, os custos indirectos, como a perda de horas de trabalho, bem como os custos intangíveis, como a dor ou o sofrimento associados à terapia. Outros custos económicos medidos incluem o número de internamentos hospitalares, a melhoria da qualidade dos cuidados e a redução do número de consultas médicas.

Os resultados humanísticos avaliam o impacto dos cuidados farmacêuticos no bem-estar do doente, as suas expectativas e satisfação, os seus conhecimentos, bem como a sua qualidade de vida. A qualidade de vida auto-relatada está atualmente a atrair uma atenção crescente e existem instrumentos específicos e genéricos (SF

36, SF12, SF 8), que são questionários padronizados para acompanhar a qualidade de vida de um doente.

Os resultados clínicos centram-se normalmente na gestão da terapia. Os resultados clínicos podem ser últimos (finais) ou intermédios. Os resultados finais são efeitos a longo prazo que são difíceis de medir devido a variáveis intervenientes. No entanto, os resultados intermédios são objectivos a curto prazo que podem ser avaliados durante o decurso da terapêutica. Por exemplo, no tratamento da hipertensão, os resultados finais são a redução da morbilidade e da mortalidade cardiovascular e renovascular. Os resultados intermédios incluem a redução e a manutenção da pressão arterial para níveis-alvo inferiores a 140/90 mmHg ou 130/80 mmHg nos casos de diabetes e de doença renal crónica. Os resultados clínicos básicos envolvem medições laboratoriais, por exemplo, a tensão arterial, o nível de glucose e o nível de colesterol. O quadro 1.9 abaixo representa alguns resultados clínicos dos cuidados farmacêuticos.

Tabela 1.8 Critérios do Processo de Cuidados Farmacêuticos

Técnica
Recolha de informações sobre a prescrição
Introduzir a receita médica no computador ou na máquina de escrever
Revisão dos perfis dos doentes para detetar problemas de terapia medicamentosa
Obter um stock adequado de medicamentos
Etiquetagem do recipiente de medicamentos
Verificar a consistência do rótulo da receita, do frasco de stock e da receita
Dar a receita ao doente
Explicar o nome do medicamento, a indicação, o regime de dosagem, os possíveis efeitos adversos e as interações.
Fornecer informações escritas sobre a indicação, a frequência de dosagem e os possíveis efeitos adversos.
Documentação da análise da utilização de medicamentos do perfil do doente
Monitorização da terapêutica medicamentosa
Chamada telefónica para acompanhamento
Controlo da tensão arterial
Documentação de auditoria de conformidade
Rastreio do colesterol

| Pedido de informação sobre problemas com medicamentos |
| Contactar o prescritor com um possível erro de prescrição ou recomendação |
| Responder às perguntas dos pacientes |
| Responder às perguntas dos médicos |
| Interpessoal |
| Disposto a ouvir |
| Empático |
| Amigável |
| Preocupado |
| Atencioso |

Farris e Kirking (1993a): avaliar a qualidade dos cuidados farmacêuticos I: uma perspetiva da qualidade.

Quadro 1.9 Critérios de resultados dos cuidados farmacêuticos

| Cura da doença |
| Redução ou eliminação dos sintomas-alvo |
| Prevenção de doenças e sintomas |
| Aumento do conhecimento dos doentes sobre a doença e o tratamento medicamentoso |
| Melhoria do cumprimento da medicação |
| Melhoria da terapia medicamentosa |
| Melhoria da prescrição, distribuição e administração de medicamentos |
| Melhoria da monitorização dos medicamentos |
| Diminuição das interações medicamentosas |
| Diminuição das reacções adversas a medicamentos |
| Diminuição da terapia sub-ótima |
| Melhoria da identificação de alergias a medicamentos |
| Identificação melhorada de intolerâncias a medicamentos |
| Redução da intolerância aos medicamentos |
| Diminuição da utilização indevida/abuso |
| Atitude dos doentes em relação à doença |
| Expectativa do doente em relação ao tratamento |

| Expectativas do doente em relação ao farmacêutico Satisfação do doente com o tratamento |
| Satisfação dos doentes com a profissão de farmacêutico |

Farris, Kirking (1993b) Avaliação da qualidade dos cuidados farmacêuticos II: aplicação do conceito de avaliação da qualidade dos cuidados médicos.

1.23 GARANTIA DE QUALIDADE DOS SERVIÇOS DE CUIDADOS FARMACÊUTICOS

Um conceito básico que deve estar subjacente a todos os serviços de cuidados de saúde e à prática farmacêutica é o de assegurar a qualidade das actividades de cuidados aos doentes. Donabedian definiu os três elementos da garantia de qualidade nos cuidados de saúde como sendo a estrutura, o processo e o resultado (Donabedian 1980). Os processos de garantia da qualidade dos serviços de cuidados farmacêuticos servem para contribuir para melhores resultados para os doentes. As definições de garantia da qualidade dos cuidados farmacêuticos devem abranger tanto as normas técnicas como as expectativas dos doentes. Embora nenhuma definição única de qualidade dos serviços de saúde se aplique a todas as situações, a definição comum que se segue é um guia útil: "A garantia da qualidade é o conjunto de actividades que são realizadas para monitorizar e melhorar o desempenho, de modo a que os cuidados de saúde prestados sejam tão eficazes e seguros quanto possível". (Projeto de Garantia da Qualidade, QAP, 1993). A garantia da qualidade pode também ser definida como "todas as actividades que contribuem para definir, conceber, avaliar, monitorizar e melhorar a qualidade dos cuidados de saúde". Estas actividades podem ser realizadas como parte da acreditação das farmácias, da supervisão dos profissionais de saúde das farmácias ou de outros esforços para melhorar o desempenho e a qualidade dos serviços de saúde. O Projeto de Garantia da Qualidade do Centro de Ciências Humanas em Bethesda, EUA, enumera quatro princípios fundamentais que surgiram para orientar a garantia da qualidade nos cuidados de saúde: 1. Foco no cliente/doente. 2. Foco nos sistemas e processos. 3. Foco na medição. 4. Foco no trabalho em equipa. A implementação e a prática dos cuidados farmacêuticos devem ser apoiadas e melhoradas através da medição, avaliação e melhoria das actividades da prática farmacêutica, utilizando o quadro concetual da melhoria contínua da qualidade. Uma lição fundamental é que, em muitos casos, a qualidade dos serviços farmacêuticos pode ser melhorada através de alterações no sistema de cuidados de saúde ou no sistema farmacêutico, sem necessariamente aumentar os recursos. Melhorar os processos da prática farmacêutica não só cria melhores resultados como também reduz os custos através da eliminação de desperdícios, trabalho desnecessário e repetição de trabalho já efectuado. Assim, a melhoria da qualidade deve incidir tanto nos recursos (estruturas) como nas actividades realizadas (processos) para garantir ou melhorar a qualidade dos cuidados farmacêuticos (resultados) (WH02006).

1.24 AVALIAÇÃO/MEDIÇÃO DOS SERVIÇOS DE CUIDADOS FARMACÊUTICOS UTILIZANDO A METODOLOGIA SERVQUAL, INDICADORES DE QUALIDADE E NORMAS DE QUALIDADE.

É evidente que, numa perspetiva de melhor valor, a medição da qualidade do serviço no sector dos serviços deve ter em conta as expectativas dos clientes em relação ao serviço, bem como a sua perceção. No entanto, como Robinson (1999) concluiu, "é evidente que existe pouco consenso de opinião e muito desacordo sobre a forma de medir a qualidade do serviço". Um modelo de medição da qualidade do serviço que tem sido amplamente aplicado é o modelo SERVQUAL desenvolvido por Parasuraman et al. (1985, 1986, 1988, 1991, 1993, 1994; Zeithaml et al., 1990). A abordagem SERVQUAL, mais frequentemente utilizada para medir a qualidade do serviço, consiste em comparar as expectativas dos clientes antes de um encontro de serviço e as suas percepções do serviço efetivamente prestado (Gronroos, 1982; Lewis e Booms, 1983; Parasuraman et al., 1985).

O instrumento SERVQUAL tem sido o método predominante utilizado para medir as percepções dos consumidores sobre a qualidade do serviço. Tem cinco dimensões ou factores genéricos, que são enunciados da seguinte forma (van Iwaarden et al., 2003):

(1) Tangíveis: Instalações físicas, equipamento e aparência do pessoal.

(2) Fiabilidade: Capacidade de prestar o serviço prometido de forma fiável e exacta.

(3) Capacidade de resposta: Disponibilidade para ajudar os clientes e prestar um serviço rápido.

(4) Garantia: (incluindo competência, cortesia, credibilidade e segurança); Conhecimento e cortesia dos empregados e a sua capacidade de inspirar confiança e segurança.

(5) Empatia: (incluindo acesso, comunicação, compreensão do cliente); Cuidado e atenção individualizada que a empresa presta aos seus clientes. É importante notar que, sem informação adequada sobre a qualidade dos serviços esperados e as percepções dos serviços recebidos, o feedback dos inquéritos aos clientes pode ser altamente enganador, tanto do ponto de vista político como operacional. A

investigação sobre a medição da qualidade do serviço centrou-se principalmente na forma de satisfazer ou exceder as expectativas do cliente externo e considerou a qualidade do serviço como uma medida da forma como o nível de serviço prestado corresponde às expectativas do consumidor. Estas perspectivas também podem ser aplicadas aos empregados de uma empresa e, neste caso, outras lacunas importantes podem ser colmatadas no modelo de lacunas de qualidade do serviço (Kang et al., 2002).

Foram desenvolvidos indicadores de qualidade em toda a Europa, principalmente para utilização em hospitais, mas também, cada vez mais, para os cuidados primários. Tanto o desenvolvimento como a aplicação são importantes, mas tem havido menos investigação sobre a aplicação de indicadores (Campbell et al., 2002). Há três questões importantes a ter em conta aquando do desenvolvimento ou da aplicação de indicadores: (1) que perspetiva(s) das partes interessadas se pretende que os indicadores reflictam; (2) que aspectos dos cuidados de saúde estão a ser medidos; e (3) que provas estão disponíveis? A informação necessária para desenvolver indicadores de qualidade pode ser obtida através de métodos sistemáticos ou não sistemáticos. Os métodos não sistemáticos, como os estudos de casos, desempenham um papel importante, mas não exploram as provas disponíveis. Os métodos sistemáticos podem basear-se diretamente em provas científicas, combinando as provas disponíveis com a opinião de peritos, ou podem basear-se em orientações clínicas. Embora possa nunca ser possível produzir uma medida de qualidade isenta de erros, as medidas devem aderir, tanto quanto possível, a algumas caraterísticas apriori fundamentais (aceitabilidade, viabilidade, fiabilidade, sensibilidade à mudança e validade). A adesão a estas caraterísticas ajudará a maximizar a eficácia dos indicadores de qualidade nas estratégias de melhoria da qualidade. É igualmente necessário ter em conta o que os resultados da aplicação dos indicadores nos dizem sobre a qualidade dos cuidados (Campbell et al., 2002). A melhoria da qualidade tornou-se um princípio central dos cuidados de saúde. Existem inúmeras razões pelas quais é importante melhorar a qualidade dos cuidados de saúde, incluindo o reforço da responsabilização dos profissionais de saúde e dos gestores, a eficiência dos recursos, a identificação e minimização dos erros médicos, maximizando simultaneamente a utilização de cuidados eficazes e melhorando os resultados, e o alinhamento dos cuidados com o que os utentes/doentes pretendem, para além do que necessitam (Shahian et al., 2007). Não é possível melhorar a qualidade sem a medir. Além disso, existem formas de avaliar a qualidade sem utilizar medidas quantitativas rigorosas, como os indicadores de qualidade - por exemplo, a avaliação pelos pares, as consultas em vídeo e as entrevistas aos doentes. A medição, no entanto, desempenha um papel importante na melhoria (Donabedian, 1980; Irvine, 1990) e ajuda a promover a mudança (Juran, 1988).

Os indicadores são itens explicitamente definidos e mensuráveis que actuam como blocos de construção na avaliação dos cuidados. Constituem uma declaração sobre a estrutura, o processo (interpessoal ou clínico) ou os resultados dos cuidados (McGlynn, 1998) e são utilizados para gerar critérios de revisão e normas subsequentes que ajudam a operacionalizar os indicadores de qualidade (os indicadores são diferentes das diretrizes, dos critérios de revisão e das normas). Os critérios de revisão avaliam retrospetivamente os cuidados prestados, caso a caso, a indivíduos ou populações de doentes. Os indicadores dizem respeito aos cuidados ou serviços prestados aos doentes, enquanto as normas se referem ao resultado dos cuidados especificados nesses indicadores. No entanto, é muito raro que os cuidados cumpram padrões tão absolutos (Seddon et al., 2001) e, em geral, os padrões devem ser realistas e estabelecidos de acordo com o contexto local e as circunstâncias dos doentes (Lawrence et al., 1998; Marshall et al., 2002). Os indicadores não fornecem respostas definitivas, mas indicam potenciais problemas que poderão ter de ser resolvidos, geralmente manifestados por valores estatísticos anómalos ou por variações inaceitáveis nos cuidados de saúde (Campbell et al., 2002).

As diretrizes, indicadores, critérios de revisão e normas são definidos do seguinte modo

Diretrizes: declarações desenvolvidas sistematicamente para ajudar os profissionais e os doentes a tomar decisões prospectivas em circunstâncias clínicas específicas; na sua essência, a "coisa certa a fazer" (Forrest et al., 1996; Grimshaw et al., 1993).

Indicador: um elemento mensurável do desempenho da prática relativamente ao qual existem provas ou consenso de que pode ser utilizado para avaliar a qualidade e, consequentemente, alterar a qualidade dos cuidados prestados (Lawrence et al., 1993).

Critério de revisão: declaração sistematicamente desenvolvida relativa a um único ato de cuidados médicos que está claramente definido. É possível dizer se o elemento dos cuidados ocorreu ou não, retrospetivamente, para avaliar a adequação de decisões, serviços e resultados específicos dos cuidados de saúde (Braspenning et al., 2001; Donabedian, 1982).

Norma: O nível de conformidade com um critério ou indicador (Lawrence et al., 1993; Eccles et al., 1996; Donabedian, 2000). Um padrão-alvo é definido prospectivamente e estipula um nível de cuidados que os prestadores de cuidados devem esforçar-se por atingir. Um padrão alcançado é medido retrospetivamente e indica se um prestador de cuidados cumpriu ou não um padrão pré-determinado.

Há três questões importantes a considerar aquando do desenvolvimento de indicadores. Em primeiro lugar, que perspetiva(s) das partes interessadas se pretende que os indicadores reflictam? Existem diferentes partes interessadas nos cuidados de saúde (doentes, prestadores de cuidados, gestores, profissionais, terceiros pagadores) (Donabedian 1980; Ovretveit 1992, Campbell et al., 2002). Não se pode presumir que os pontos de vista de uma parte interessada representam os pontos de vista de outro grupo (McGlynn, 1997; Joss et al., 1995). Perspectivas diferentes podem necessitar de métodos diferentes de desenvolvimento de indicadores, sobretudo porque as partes interessadas têm perspectivas diferentes sobre a qualidade dos cuidados. Os profissionais de saúde tendem a concentrar-se nas normas profissionais, nos resultados em termos de saúde e na eficiência. Os doentes relacionam frequentemente a qualidade com uma atitude compreensiva, competências de comunicação e desempenho clínico (processo). (Campbell et. al., 2002). Em segundo lugar, que aspectos dos cuidados devem ser avaliados - processos ou resultados dos cuidados? (Davies et al., 1995, Eddy 2008, Mant et al., 1995, Palmer 1997). O objetivo final dos cuidados prestados aos doentes pode ser expresso em indicadores de resultados que medem a mortalidade, a morbilidade, o estado de saúde, a qualidade de vida relacionada com a saúde e a satisfação dos doentes.

Os indicadores de processo descrevem os cuidados médicos efectivos, tais como diagnósticos, tratamento, encaminhamento e prescrição (Marshall et al., 2002, Campbell et al., 1999). Uma vez que a tónica é colocada na melhoria da qualidade, o principal interesse do presente documento recai sobre os indicadores de processo, porque a melhoria do processo tem sido descrita como o principal objeto da avaliação/melhoria da qualidade (Donabedian 1980, Irvine 1990, Eddy 1998, Palmer 1998, Brook et al 2000, Campbell et al., 2002). Em terceiro lugar, para desenvolver indicadores, os investigadores precisam de informações sobre a estrutura, o processo ou o resultado, que podem ser obtidas de várias formas, utilizando métodos sistemáticos ou não sistemáticos. Esta informação é vital para estabelecer a validade facial ou de conteúdo das medidas de qualidade (Campbell et al., 2002).

Tabela 1.10. Requisitos das Normas Mínimas de Prática para a Garantia dos Cuidados Farmacêuticos nos Hospitais na Nigéria Do PCN

Level of Health Care	Pharmacists	Supporting Staff	Facilities Required	Service Units Required
Primary Health Care 10 – 29 Beds	Senior Pharmacist 1 Intern Pharmacists 2 NYSC Pharm. (Optional)	Pharmacy Technicians 2 Clerical Assistants 2	Mandatory Facilities 1. Pharmacist's Office 2. Drug Store 3. Dispensing room 4. Compounding room 5. Counseling room 6. Reference books and current pharmaceutical journals 7. Telephone lines 8. Toilet facilities 9. Refrigerators 10. Air conditioner 11. Accommodation for interns 12. Accommodation for staff 13. Computers Optional facilities Internal Access	1. Drug Revolving Fund (DRF) Unit 2. Drug Information Unit 3. Emergency Unit
30 –59 Secondary	Principal Pharmacists 2	Technicians 2	Mandatory Facilities	1. Drug Revolving Fund

| Health Care Beds | Senior Pharmacists 2 Intern Pharmacists 2 NYSC Pharmacists (Optional) | Clerical Assistant 4 | 1. Office for HOD
2. Office for all pharmacists
3. Out-patient dispensing room
4. In-patient dispensing room
5. Drug store
6. Compounding room
7. Patient Counseling room
8. Provision for:
I. Reference books
ii. Current pharmaceutical journals
9. Accommodation for interns
10. Accommodation for staff
11. Rest room (toilet facilities)
12. Telephone lines
13. Computers with internet accessory
14. Refrigerator(s) | (DRF) Unit
2. Drug Information Unit
3. Emergency Unit
4. Unit Dose Dispensing Unit |

			16. Call duty room 17. Staff common room Optional Facilities Internet Access	
Secondary Health Care 60-99 Beds	Chief Pharmacist 1 Assistant Chief Pharmacists 1 Principal Pharmacists 3 Senior Pharmacists 4 Pharmacists 1 5 Intern Pharmacists 7 NYSC Pharmacists 2	Pharmacy Technicians 2 Clerical Assistants 4	Mandatory Facilities 1. Office for HOD 2. Office for principal pharmacists & above 3. Offices for all pharmacists 4. Out-patient dispensing room 5. In-patient dispensing room 6. Drug store i) Main drug store ii) Radioactive drug store iii) Cold room 7. Compounding room 8. Accommodation for interns 9. staff	

			accommodation for interns 10. Rest room (toilet facilities) 11. Telephone lines 12. Computers 13. Refrigerators 14. Seminar room for clinical meetings 15. Call duty room 16. Library Optional Facilities Internet access Drug procurement vehicle	
Second ary Health Care 100-199 Beds	Pharmacis ts Director 1 Assistant Director 1 Chief Pharmacists 3 Assistant Chief Pharmacists 3 Principal Pharmacists 4 Senior Pharmacists 6	Technici ans 6 Clerical Assistant 6	Mandatory Facilities Office for HOD Office for principal pharmacists & above Office for all pharmacists Patient counseling room Vehicle for procurement	Drug store Main drug store Radioactive drug store Dangerous Drugs (DD) store Cold room Receiving bay Delivery bay Drug Information Centre

| | Pharmacis ts 16
Intern Pharmacists 10 | | Compounding room
Accommodation for interns
Accommodation for staff
Rest room (toilet facilities)
Telephone lines
Computers with internet access
Refrigerators
Seminar room for clinical meetings
Call duty room
Library
Vehicle for HOD
Air conditioner(s)
Staff common room | Emergency Unit
Drug revolving Fund Unit
Lab for drug analysis & body fluid assay
Dispensing unit
Out-patient dispensing room
In-patient dispensing room
Unit Dose Dispensing Room |
| Tertiar y Health Care 200 Beds and above | Pharmacis ts Director 1
Pharmacis ts consultant 4
Assistant Directors 2
Chief Pharmacists 3
Principal Pharmacists 6
Senior | Technici ans 6
Clerical Assistant 6 | Mandatory Facilities
Office for HOD
Office for all pharmacists
Compounding room
Patient counseling room
Seminar room for clinical meetings | Drug Information Centre
Emergency Unit
Drug- Revolving Fund (DRF) Unit
Research Laboratory |

Pharmacists 10
  Pharmacists 1 12
  Intern Pharmacists 20
		Accommodation for staff
		Accommodation for interns
		Drug procurement vehicle
		Rest room (toilet facilities)
		Clerkship
		Adverse drug reaction records
		Vehicle for HOD
		Telephone line
		Call duty room
		Library
		Staff common room
		Air conditioner(s)
		Refrigerators
		Computers with internet access
		Aseptic room
			Drug Procurement Unit
			Drug Store
			Main Drug Store
			Active Drug store
			Dangerous drug (DD) Store
			Receiving bay
			Delivery bay
			Dispensing unit
			Out-patient dispensing room
			In-patient dispensing room
			Unit dose dispensing room
			Drug manufacturing unit Nuclear pharmacy unit

Conselho Farmacêutico da Nigéria, (2012), o compêndio de 4 partes de normas mínimas para a garantia dos cuidados farmacêuticos na Nigéria.

Quadro 1.11 Indicadores de desempenho dos cuidados farmacêuticos para as farmácias hospitalares do Conselho de Administração dos Hospitais do Território da Capital Federal

S/N	DRIVER	INDICATOR	MARKS OBTAINABLE	SCORE	REMARKS

1.	Document (35%)	Intervention report.	10		
		Availability of reference books.	5		
			5		
		Proper use of Pharmaceutical Care forms.	10		
		Number of successful interventions made.			
2.	Service delivery (35%)	Frequency of ward rounds made.	10		
		Effective patients counseling.	10		
		Effective handling of patients. Complaints.	5		
		Patients comfort during counseling.	5		
		Pharmacists' comportment & general outlook.	5		
4.	Innovations (15%)	References used for interventions. (sources & page)	5		
		Special management of interventions.	5		
		Initiative/creativity on further improvement of available procedure.	5		

fctadic@gmail.com(março, 2013)

1.25 IMPACTO DA INTERVENÇÃO EDUCATIVA NA PRESTAÇÃO DE CUIDADOS FARMACÊUTICOS

Os princípios de uma boa formação em farmácia estão atualmente centrados nos cuidados farmacêuticos (PC) (FIP 1998). A filosofia dos CP está a destacar o valor dos farmacêuticos e o futuro da profissão farmacêutica. A profissão farmacêutica defende que os farmacêuticos ofereçam CP para melhorar a saúde do paciente, para além da dispensa de medicamentos (Hepler e Strand, 1990). As actividades de CP incluem a monitorização dos sintomas dos doentes, o aconselhamento, a resolução de problemas relacionados com os medicamentos, a facilitação da comunicação com os médicos e a realização de intervenções centradas nos doentes e nos medicamentos, conforme adequado (Hepler e Strand, 1990, Strand, Cipolle, Morley e Perrier, 1991). Para realizar estas actividades e assumir a responsabilidade pelos resultados da terapêutica medicamentosa, o farmacêutico necessita de uma orientação profissional centrada no doente.

Apesar do apoio generalizado de várias organizações profissionais, a prática universal de CP tem sido dificultada por muitos obstáculos (Chisholm e Wade, 1999, Van Mill, de Boer, e Tromp, 2001). Algumas das barreiras identificadas incluem a falta de tecnologia e pessoal adequados, restrições de tempo e atitudes negativas relativamente aos CP (May 1993). A prestação de CP pode ser vista como orientada para objectivos, reflectindo o processo implícito de tomada de decisões que os farmacêuticos podem empreender, porque as atitudes (ou seja, crenças e avaliações afectivas) e as questões de formação, como a eficácia, foram sugeridas como obstáculos à prestação de CP (Raisch, 1993, Vekataraman, Madhavan e Bone, 1997).

Foi desenvolvida uma intervenção educativa para responder às necessidades do farmacêutico em termos de conhecimentos, competências e atitudes. As capacidades cognitivas e afectivas do farmacêutico são os resultados intermédios de um programa de intervenção educativa. Os resultados para o doente são os resultados clínicos, humanísticos e económicos após a prestação de CP. Os relatórios indicam que estes resultados melhoram na sequência de intervenções de investigação e educação em CP (Kassam et al., 2001, volume Farris, Kassam, Cox, e Cave, 2001).

Após a implementação de uma "intervenção educacional" para permitir que os farmacêuticos forneçam CP, tanto os resultados intermédios como os finais de tal intervenção têm de ser avaliados. Reutzel, Defalco, Hogan e Kazerooni (1999) utilizaram a metodologia de grupos de discussão para avaliar uma formação em CP para farmacêuticos de cadeia nos Estados Unidos da América. O método do grupo de discussão, embora seja um instrumento válido e fiável na investigação qualitativa, é considerado inadequado quando a principal preocupação não é a recolha de dados, quando é necessária muita experiência ou quando são necessárias projecções estatísticas (Morgan e Krueger, 1993, Krueger 1994).

Odedina et al (1996) desenvolveram a implementação do modelo de CP pelos farmacêuticos em torno da teoria dos comportamentos orientados para os objectivos. Constataram que as inconsistências entre as intenções comportamentais e os comportamentos dos farmacêuticos podem dever-se a diferenças nas normas sociais, no controlo comportamental percebido, na auto-eficácia e no afeto. Também encontraram diferenças estatisticamente significativas entre prestadores e não prestadores de CP (Odedina e Segal, 1996, Odedina et al., 1996). Uma vez que a escala de comportamento de CP contém actividades específicas de CP, pode ser um bom indicador normativo das atitudes dos farmacêuticos em relação à prestação de CP. A limitação de tempo é vista como um obstáculo ao PC, criando um potencial conflito entre a prestação do novo PC e as funções tradicionais de dispensa e as expectativas de cuidados ao doente. Consequentemente, uma solução sugerida é a utilização de técnicos de farmácia, a fim de libertar tempo para o farmacêutico se concentrar nas actividades relacionadas com os doentes. Um componente negligenciado é o tempo necessário para os farmacêuticos se submeterem a um programa de intervenção educativa para adquirirem conhecimentos e competências relevantes. Muitos farmacêuticos não dispõem do tempo necessário para esta formação antes de se poder pensar que ela pode alterar a sua orientação em relação aos CP.

Num esforço para avaliar os CP no hospital geral de Nyanya, foram utilizados dois resultados humanísticos dos CP na análise inicial das necessidades. Os resultados dos consumidores incluíram a satisfação dos doentes com os serviços de farmácia existentes e as expectativas dos doentes em relação às actividades promovidas no âmbito dos CP (Oparah e Enato, 2003).

1.26 JUSTIFICAÇÃO DO ESTUDO

Melhorar a qualidade dos serviços farmacêuticos prestados na farmácia ambulatória do Hospital Geral de Nyanya e contribuir para o acervo de conhecimentos existente.

1.27 SIGNIFICADO DO ESTUDO

A avaliação da qualidade dos cuidados farmacêuticos seria utilizada para diferentes objectivos:

Melhoria da qualidade dos serviços: As informações geradas ajudarão a identificar potenciais áreas de melhoria dos serviços de cuidados farmacêuticos.

A satisfação dos pacientes: um indicador da qualidade dos serviços de cuidados de saúde (Schommer e Kucukarslan, 1997), incluindo a qualidade dos serviços de cuidados farmacêuticos. O estudo exporá as áreas em que os serviços prestados são inadequados e serão envidados esforços para colmatar as lacunas, aumentando assim a qualidade dos serviços e melhorando a satisfação dos doentes.

O estudo revelará a racionalidade da utilização de medicamentos no hospital.

Para os investigadores, espera-se que este trabalho sirva como um bloco de obtenção de outras informações relativas à assistência farmacêutica: uma oportunidade para novas investigações.

Para o público em geral, o estudo servirá como uma fonte de informação geral sobre cuidados farmacêuticos.

1.28 OBJECTIVO

O principal objetivo do estudo é avaliar a qualidade dos cuidados farmacêuticos prestados pela farmácia ambulatória do General Hospital Nyanya, Abuja, FCT, Nigéria.

1.29 OBJECTIVOS ESPECÍFICOS

1. Avaliar a existência de práticas/comportamentos de cuidados farmacêuticos na farmácia ambulatória do Hospital Geral de Nyanya.

2. Avaliar os cuidados e a satisfação dos pacientes.

3. Avaliar as práticas de prescrição e utilização de medicamentos.

4. Descrever e avaliar o impacto de uma intervenção educativa designada "conferência sobre cuidados farmacêuticos", destinada a permitir que os farmacêuticos prestem cuidados farmacêuticos nas instalações.

CAPÍTULO 2

2.0 MÉTODOS

2.1 CONCEPÇÃO DO ESTUDO

O estudo sobre a satisfação dos doentes foi um inquérito observacional transversal, enquanto a intervenção educativa destinada a melhorar a capacidade dos farmacêuticos para prestarem cuidados farmacêuticos foi um estudo de intervenção. A análise específica dos medicamentos envolveu um estudo prospetivo transversal.

A existência da prática de cuidados farmacêuticos na Farmácia Ambulatória do Hospital Geral de Nyanya foi estabelecida a partir da literatura através de uma revisão da literatura para elucidar as actividades/comportamentos documentados de cuidados farmacêuticos e a mesma foi comparada com as actividades clínicas diárias de um farmacêutico regular que pratica na Farmácia Ambulatória Geral do Hospital.

Os cuidados e a satisfação dos doentes foram avaliados através de uma sondagem de opinião, utilizando uma amostragem de conveniência quantitativa e não probabilística. O estudo utilizou um questionário de auto-preenchimento com uma escala de tipo Likert com 5 respostas fechadas possíveis (1: discordo totalmente; 2: discordo; 3: não tenho a certeza; *4:* concordo; 5: concordo totalmente). (Foi realizado com a ajuda de um instrumento padrão de 22 itens que exigia que os inquiridos declarassem até que ponto estão satisfeitos com os serviços que receberam na farmácia ambulatória do hospital. Foram também traçadas as caraterísticas demográficas dos inquiridos.

Foi efectuada uma análise específica dos medicamentos para avaliar as práticas de prescrição e de utilização de medicamentos, utilizando instrumentos de investigação: um questionário de nove itens, listas de verificação e formulários normalizados de cuidados aos doentes. Os dados foram obtidos através de entrevistas presenciais e pedidos de prescrição apenas de doentes que visitaram a Farmácia Hospitalar durante o período do estudo. Foi efectuado um estudo prospetivo transversal para avaliar o nível e o padrão de utilização de medicamentos no Hospital. O período de estudo foi de janeiro a junho de 2014, utilizando os indicadores padrão de utilização de medicamentos recomendados pela Organização Mundial de Saúde (OMS), tal como utilizados por Chedi em 2009, na análise dos indicadores de cuidados aos doentes e das instalações de saúde pública no estado de Kano e utilizados por Ndukwe em 2013 para aceder ao padrão de utilização de medicamentos no JUTH, Jos Nigéria. Estes indicadores incluem

1. Indicadores de prescrição:

a. para medir o número médio de medicamentos por encontro

b. para calcular a percentagem de medicamentos prescritos pelo nome genérico.

c. para calcular a percentagem de encontros em que foi prescrita uma injeção.

d. para calcular a percentagem de um encontro com um antibiótico prescrito.

e. para calcular a percentagem de medicamentos prescritos a partir da lista ou do formulário de medicamentos essenciais.

2. Indicadores de cuidados aos doentes

f. para determinar o tempo médio de consulta

g. para medir a percentagem de medicamentos adequadamente rotulados.

h. medir os conhecimentos dos doentes sobre a dosagem correta dos medicamentos

3. Indicadores das unidades de saúde

i. para determinar a disponibilidade da lista de medicamentos essenciais ou do formulário de medicamentos do hospital.

j. determinar a disponibilidade de medicamentos essenciais

4. Foi concebida **uma intervenção educativa designada "conferência sobre cuidados farmacêuticos"** para permitir a todos os farmacêuticos do hospital compreender e implementar os cuidados farmacêuticos. Os farmacêuticos do Hospital Geral de Nyanya tinham reuniões semanais (todas as quartas-feiras) durante as quais se realizava a formação de intervenção. O programa durou um período de sete meses, de dezembro de 2012 a junho de 2013. A formação baseou-se no guia prático de implementação de cuidados farmacêuticos desenvolvido por Rovers, Curine, Hagel, McDonough e Sobotka em (1998) e utilizado por Oparah e Eferakeya em 2006. O modo de aprendizagem era auto-dirigido e, em cada sessão, era dada uma palestra sobre o tópico do dia, seguida de debates participativos. Foram fornecidos materiais de leitura adicionais e os participantes foram encorajados a estudar e a participar em debates em pequenos grupos. Antes de iniciar uma nova palestra, o tópico da semana anterior era brevemente revisto e, quando necessário, eram feitos esclarecimentos. Ao longo das formações, os participantes foram ensinados que o objetivo dos cuidados farmacêuticos é a prestação responsável de terapêutica medicamentosa para melhorar a qualidade de vida do doente. (Hepler e Strand, 1990).

Os temas abordados durante a formação de implementação dos cuidados farmacêuticos foram os seguintes

Módulo 1- Evolução da prática farmacêutica para os cuidados farmacêuticos

Necessidade de cuidados farmacêuticos

Diretrizes para a prática dos cuidados farmacêuticos.

Módulo 2 - Recolha de dados dos doentes (objectivos e subjectivos)

Avaliação dos dados dos pacientes e identificação de problemas de saúde/terapêuticos.

Desenvolvimento e implementação do plano de cuidados farmacêuticos

Documentação dos processos de cuidados farmacêuticos.

Módulo 3 - Cuidados farmacêuticos em diferentes estados de doença:- Hipertensão, malária e VIH/SIDA

Módulo 4 - Desenvolvimento de um PON para os cuidados farmacêuticos

Exercício no hospital geral de Nyanya.

No final das palestras, o investigador realizou uma discussão em grupo para garantir a documentação adequada de todas as actividades de cuidados farmacêuticos, utilizando o formato desenvolvido por Oparah et al (2006), de acordo com estudos realizados por MC Dough (1996) e Rovers et al (1998).

2.2 CONTEXTO DO ESTUDO

O estudo foi efectuado no Departamento de Farmácia do Hospital Geral de Nyanya, Nyanya, conselho da área municipal de Abuja, Abuja, F.C.T. Nigéria. Nyanya situa-se na parte sul de F.C.T. É constituída por residentes de diferentes estratos socioeconómicos, com uma população estimada em cerca de seiscentas mil (600 000) pessoas, sendo a cidade satélite mais densamente povoada de F.C.T. As instalações de cuidados de saúde disponíveis incluem uma unidade de saúde secundária e dois centros de saúde. Existem muitas farmácias comunitárias, muitos hospitais privados, clínicas, maternidades e casas de parteiras tradicionais em abundância. O Hospital Geral de Nyanya - a fábrica de bebés da FCT - dá à luz, em média, 300 bebés por mês. O departamento de farmácia do hospital é composto pela farmácia principal e por três outras unidades satélites que servem o departamento de pacientes externos, o departamento de obstetrícia e ginecologia, a clínica do pessoal, a clínica pediátrica, a unidade de acidentes e urgências, o planeamento familiar, a AMIU, o teatro e as unidades de PNV.

O Hospital Geral de Nyanya, embora seja um hospital com 60 camas, o departamento de farmácia é dirigido por um diretor adjunto, tem 2 salas de aconselhamento, uma sala de manipulação, uma sala de atendimento, um gabinete para o chefe de departamento, uma farmácia de internamento, 2 computadores, 4 frigoríficos, 8 aparelhos de ar condicionado e um quadro de pessoal de vinte e dois (22) funcionários. O serviço de farmácia alberga o armazém de produtos a granel, também conhecido como armazém DSRF. Existem onze (11) farmacêuticos registados, dois internados, dois membros do Corpo Nacional de Serviço para a Juventude e seis assistentes à data deste estudo. Três técnicos de farmácia, que receberam uma formação pós-secundária de dois anos numa escola de tecnologia da saúde, servem como pessoal de apoio.

Os serviços de farmácia no hospital costumavam limitar-se à distribuição de medicamentos e à gestão de inventários, com alguns fragmentos de actividades clínicas, há cinco anos ou mais, ou seja, antes do advento dos cuidados farmacêuticos. Com a introdução dos cuidados farmacêuticos há cinco anos e também devido à transferência da farmácia de ambulatório para o novo e moderno edifício e à atualização do hospital para um hospital geral a partir do hospital materno-infantil que era, a afluência de doentes aumentou geometricamente. Um inquérito da OMS efectuado em 2009 indicou que o Hospital Geral de Nyanya tem a maior afluência de doentes de todos os hospitais F.C.T., como demonstrado por uma afluência média de quinze mil (15.000) doentes por mês.

As receitas médicas provenientes do hospital são normalmente aviadas na farmácia do hospital, exceto quando o stock necessário não está disponível. As doentes não grávidas pagam os seus medicamentos e o serviço de farmácia gere um fundo rotativo de medicamentos, uma iniciativa do sistema nacional de cuidados de saúde primários. Isto assegura uma disponibilidade contínua dos medicamentos mais necessários a um preço moderado. O hospital também gere um Programa Nacional de Seguro de Saúde (NHIS) e um Esquema Federal de Saúde e Social (FHSS) com um número de inscrição de setecentos e noventa e cinco mil, quatrocentos e dois (795 402) pacientes no NHIS e 475 305 e 159 147 pacientes, respetivamente, no FHSS. Os pacientes deste regime pagam apenas 10% pelos seus medicamentos, enquanto a Organização de Manutenção da Saúde (HMO) paga o resto dos 90% através de uma capitação mensal ao hospital.

2.3 POPULAÇÃO ESTUDADA

A população-alvo do estudo foi constituída por doentes ambulatórios voluntários que obtiveram prescrições do médico e também visitaram a farmácia do hospital durante o período deste estudo, bem como por doentes cujas folhas de prescrição foram manipuladas ou dispensadas pela farmácia do hospital durante a investigação.

2.4 PARTICIPANTES NA INVESTIGAÇÃO

Todos os doentes que visitaram a farmácia de ambulatório durante o período do estudo.

2.5 AMOSTRAGEM E DETERMINAÇÃO DA DIMENSÃO DA AMOSTRA

A população que está a ser estudada é a média mensal de afluência de doentes ao Serviço de Farmácia Ambulatória do Hospital Geral de Nyanya.

A dimensão da amostra foi determinada utilizando a fórmula de Taro Yamaru.

Para uma população finita:
$$n = \frac{N}{(1+N(e)^2)}$$

$$n = \frac{6688}{(1 + 6688(0.05)^2)}$$

$$n = \frac{6688}{(1 + 6688(0.0025)}$$

$$n = \frac{6688}{(1 + 16.72)}$$

$n = \frac{6688}{17.72} = 377$ cerca de 400 (aproximado aos 100 mais próximos).

Onde;

N é a população e

n é a dimensão da amostra.

2.6 ESTUDO DE SATISFAÇÃO DOS DOENTES

Foi utilizado um instrumento pré validado (escala tipo likert) para recolher a opinião de quatrocentos (400) pacientes adultos que visitaram a farmácia ambulatorial e foram atendidos no período do estudo.

2.7. ESTUDO ESPECÍFICO DO MEDICAMENTO

Estudo do indicador do prescritor

Para este estudo, 400 folhas de prescrição, o quadro de amostragem determinado dos inquiridos, adoptando a amostragem aleatória sistemática (foi incluída uma folha de prescrição em cada duas encontradas) para o período em estudo.

Estudo de indicadores de cuidados aos doentes:

Foram recolhidos dados de 400 doentes ambulatórios do Hospital por amostragem aleatória sistemática (foi incluída uma em cada duas folhas de prescrição encontradas) para o período em estudo.

Estudo de indicadores das unidades de saúde:

A dimensão da amostra de 400 inquiridos foi obtida a partir da amostra mensal média de seis mil, seiscentos e sessenta e oito (6668) pacientes. Foi utilizada uma lista de verificação para calcular a disponibilidade de "medicamentos essenciais" na farmácia do hospital, adoptando o método recomendado pela OMS e utilizado por Chedi e Ndukwe.

2.8 DURAÇÃO DO ESTUDO:-

O estudo tem uma duração de seis meses (janeiro a junho de 2014). Os dados foram recolhidos através de um questionário aplicado aos doentes e ao pessoal. Foram utilizadas listas de controlo e formulários normalizados de cuidados aos doentes. Também se utilizou uma entrevista presencial para obter informações quando necessário.

2.9 CRITÉRIOS DE INCLUSÃO

(1)   All pacientes que visitaram a farmácia do ambulatório geral durante o período do estudo.

(2)   Os participantes devem ser adultos com idade igual ou superior a 18 anos.

2.10 CRITÉRIOS DE EXCLUSÃO

(1)   Foram excluídos os doentes com doenças mentais.

(2)   Foram excluídos os bebés e as crianças.

(3)   Foram também excluídos os doentes internados.

2.11 RECOLHA DE DADOS

O questionário foi testado em dez (10) doentes (pré-testado em dez inquiridos) após uma revisão exaustiva com outros colegas farmacêuticos. Em seguida, foi administrado através de uma técnica de amostragem aleatória a todos os outros doentes que visitaram o hospital durante o período de estudo.

2.12 ANÁLISE DE DADOS

A análise estatística dos dados foi feita utilizando o SPSS18 depois de os dados terem sido limpos e duplamente verificados quanto à correção da entrada de dados. Foi utilizada a estatística descritiva, que inclui a frequência, a média, o desvio padrão e o teste de fiabilidade, enquanto a estatística inferencial foi utilizada para testar as hipóteses.

CAPÍTULO 3

3.0 RESULTADOS

Os resultados dos estudos efectuados são apresentados a seguir sob a forma de quadros e figuras.

Tabela 3.1 Avaliação dos cuidados e da satisfação dos pacientes através do questionário administrado aos pacientes.

Os resultados indicaram que 60,4% dos inquiridos eram do sexo feminino, enquanto 39,6% eram do sexo masculino. 59,6% dos inquiridos tinham idades compreendidas entre os 37 e os 47 anos, 19,3% tinham idades compreendidas entre os 26 e os 36 anos, 4,6% dos inquiridos tinham idades compreendidas entre os 15 e os 25 anos e 16,5% tinham mais de 47 anos. Os resultados do estudo revelaram também que 68,3% dos inquiridos possuíam o ensino superior, 27,3% o ensino secundário, 4,15% o ensino primário e 0,3% não possuíam qualquer educação formal. 49% dos inquiridos tinham entre quatro (4) e seis (6) dependentes, 16,3% tinham entre sete (7) e nove (9) dependentes, 15,6% tinham entre um (1) e três (3) dependentes, 9,2% tinham mais de dez dependentes (10) e 9,9% não tinham dependentes. Em termos de emprego, o estudo revelou que 36,2% dos inquiridos estavam desempregados, 26,4% estavam empregados no sector privado, 19,9% eram funcionários públicos, enquanto 11,2% e 6,3%, respetivamente, eram trabalhadores por conta própria ou tinham outros meios de subsistência. O estudo revelou também que 75,3% dos funcionários públicos tinham um nível salarial superior a doze (12), 14,3% tinham níveis entre um e seis (6) e 11,7% tinham níveis entre sete (7) e dez (10). O estudo também revelou o rendimento mensal médio dos inquiridos, a saber: 50,9% tinham um rendimento mensal médio de dez (10) a cinquenta (50) mil nairas, 23,8% tinham um rendimento mensal médio de cento e lírios (150) a duzentos (200) mil nairas, 21,2% recebiam um rendimento mensal médio de cinquenta (50) a cem (100) mil nairas, enquanto 4,1% tinham um rendimento mensal médio superior a duzentos (200) mil nairas.

Tabela 3.1 Avaliação dos cuidados e da satisfação dos pacientes através do questionário administrado aos pacientes.

PERCENTAGEM VARIÁVEL		FREQUÊNCIA
GÉNERO		
Masculino	156	39.6
Feminino	238	60.4
IDADE		

15-25	18	4.6
26-36	76	19.3
37-47	235	59.6
Acima de 47	65	16.5
NÍVEL EDUCACIONAL		
Primário	16	4.1
Secundário	108	27.4
Terciário	269	68.3
Não formal	1	0.3
Nº. DE DEPENDENTES		
Nenhum	39	9.9
Entre 1-3	61	15.6
Entre 4-6	192	49.0
Entre 7 e 9	64	16.3
10& Acima	36	9.2
OCUPAÇÃO		
Funcionário público	73	19.9
Setor privado	97	26.4
Trabalhador por conta própria	41	11.2
Desempregado	133	36.2
Outros	23	6.3
FUNCIONÁRIOS PÚBLICOS NÍVEL DE GRAU		
Níveis de ensino 1-6	11	14.3
Níveis de ensino 7-10	9	11.7
Superior ao 12º ano	58	75.3
RENDIMENTO MENSAL MÉDIO		
10,000-50,000	173	50.9
50,000-100,000	72	21.2
150,000-200,000	81	23.8
200.000 e mais	14	4.1

3.2 SATISFAÇÃO DOS PACIENTES

As tabelas abaixo mostram as respostas dos pacientes às perguntas administradas sobre a sua satisfação com os serviços de cuidados farmacêuticos no Hospital Geral de Nyanya.

QUADRO 3.2.1 ÁREA E PROCESSO DE DISTRIBUIÇÃO

Na tabela 3.2.1, 312 utentes (79,2%) concordaram fortemente que a sala de espera é adequada, enquanto 314 utentes (79,2%) concordaram fortemente que o tempo que demoram a ser atendidos é adequado. 308 doentes (78,4%) concordaram fortemente que a área de dispensa é de fácil acesso. Além disso, 257 doentes (65,2%) concordaram fortemente que a temperatura dentro da farmácia é adequada e conveniente e 289 doentes (73,7%) também concordaram fortemente que o horário de funcionamento da farmácia é suficiente. Mais uma vez, 314 doentes (79,7%) concordaram fortemente que o tempo necessário para os servir é suficiente. Relativamente à disponibilidade dos farmacêuticos para responder às perguntas dos doentes, 336 doentes (85,5%) concordaram fortemente que os farmacêuticos respondem sempre a todas as suas perguntas.

	Strongly agree	Agree	Not sure	Disagree	Strongly disagree
Waiting room is adequate	312(79.2%)	33(8.4%)	22(5.3%)	17(4.3%)	10(2.5%)
Dispensing area is easily accessible	308(78.4%)	58(14.8%)	21(5.3%)	6(1.5%)	0(0%)
Temperature is adequate	257(65.2%)	42(10.7%)	84(21.3%)	11(2.8%)	0(0%)
Opening hours is Sufficient	289(73.7%)	80(20.4%)	0(0%)	19(4.8%)	4(1.0%)
Time taken to serve you is reasonable	314(79.7%)	58(14.7%)	15(3.8%)	7(1.8%)	0(0%)
The Pharmacist is willing to answer any question I may have	336(85.5%)	42(10.7%)	10(2.5%)	5(1.3%)	0(0%)

3.2.2 COMPETÊNCIAS DO PESSOAL

Na Tabela 3.2.2, o resultado mostra que 327 doentes (83%) concordam fortemente que o farmacêutico é simpático, 311 doentes (79%) concordam fortemente que o farmacêutico está disposto a ajudar e 337 doentes (85,8%) concordam fortemente que o farmacêutico atribui tempo suficiente às suas necessidades

Quadro 3.2.2 Competências do pessoal

The	Strongly agree	Agree	Not sure	Disagree	Strongly disagree
Pharmacist is willing to answer any question I may have	336(85.5%)	10(2.5%)	22(5.3%)	5(1.3%)	0(0%)
The Pharmacist is always friendly	327(83.0%)	34(8.6%)	21(5.3%)	10(2.5%)	2(0.5%)
The Pharmacist is willing to help if I have any doubt about my medication	311(79%)	69(17.6%)	8(2.0%)	4(1.0%)	1(0.3%)
The Pharmacists allocates sufficient time for my needs	337(85.8%)	46(11.7%)	9(2.3%)	1(0.3%)	0(0%)

3.2.3 CONFIDENCIALIDADE E ASSISTÊNCIA AOS DOENTES

A tabela 3.2.3 mostra que 311 doentes (78,9%) confiam no profissionalismo do farmacêutico, 318 doentes (81,5%) têm confiança no farmacêutico e 295 doentes (75,4%) concordam fortemente que o farmacêutico resolve todos os problemas que têm com a sua medicação.

Quadro 3.2.3 Confidencialidade e assistência aos doentes.

	Strongly agree	Agree	Not sure	Disagree	Strongly disagree
The Pharmacist is willing to answer any question I may have	336(85.5%)	10(2.5%)	22(5.3%)	5(1.3%)	0(0%)
	327(83.0%)	34(8.6%)	21(5.3%)	10(2.5%)	2(0.5%)
	311(79%)	69(17.6%)	8(2.0%)	4(1.0%)	1(0.3%)
The Pharmacist is always friendly	337(85.8%)	46(11.7%)	9(2.3%)	1(0.3%)	0(0%)
The Pharmacist is willing to help if I have any doubt about my medication					
The Pharmacists allocates sufficient time for my needs					

3.2.4 EXPLICAÇÕES E AVALIAÇÃO DO MEU ESTADO DE SAÚDE

A Tabela 3.2.4 mostra que 327 doentes (83%) concordaram fortemente que podem dizer ao farmacêutico qualquer problema que possam estar a ter, 318 doentes (80,7%) concordaram fortemente que o farmacêutico os informou do efeito adverso associado à sua medicação. Também 316 doentes (80,2%) concordaram fortemente que concluíram com o farmacêutico que a medicação teria um resultado positivo. E, mais uma vez, 320 doentes (81,2%) concordaram fortemente que o farmacêutico perguntou sobre o seu estado de saúde desde a última consulta

QUADRO 3.2.4 Explicações e avaliação do meu estado de saúde.

	Strongly agree	Agree	Not sure	Disagree	Strongly disagree
I can tell the pharmacist any problem I may be having.	327(83%)	54(13.7%)	0(0%)	9(2.3%)	4(1.0%)
The pharmacist informed me of the adverse effect associated with my medication.	318(80.7%)	48(12.2%)	20(5.1%)	8(2.0%)	0(0%)
I have concluded with the pharmacist	316(80.2%)	60(15.1%)	9(2.3%)	60(15.2%)	0(0.3%)

| that the medication will have positive result. | | | | | |
| The pharmacist asked about any changes to my state of health since my last visit. | 320(81.2%) | 46(11.7%) | 20(5.1%) | 1(0.3%) | 7(1.8%) |

3.2.5 SATISFAÇÃO GERAL

O resultado da tabela 3.2.5 mostra que 329 doentes (83,7%) estavam satisfeitos com os serviços prestados na farmácia, 332 doentes (84,5%) concordaram que há aspectos dos serviços de farmácia que podem ser melhorados e 359 doentes (91,1%) concordaram que receberam um excelente serviço de farmácia

Quadro 3.2.5 Satisfação geral.

	Strongly agree	Agree	Not sure	Disa gree	Stro ngly disagree
I am happy with the services	329(83.7%)	40(10.2%)	15(3.8%)	9(2.3%)	0(0%)

provided in the pharmacy					
There are aspects of the pharmacy service that may be improved	332(84.5%)	34(8.7%)	23(5.9%)	4(1.0%)	0(0%)
I received excellent pharmacy services	359(91.1%)	27(6.9%)	4(1.0%)	4(1.0%)	0(0%)

3.2.6 ESTUDO ESPECÍFICO SOBRE MEDICAMENTOS PARA AVALIAR AS PRÁTICAS DE PRESCRIÇÃO E UTILIZAÇÃO DE MEDICAMENTOS.

Na tabela 3.2.6, as respostas às perguntas sobre o consumo de medicamentos produziram resultados positivos (> 91,7%) em seis dos nove itens do inquérito. 386 doentes (99,5) disseram que o médico não lhes falou dos medicamentos e 388 doentes (100%) referiram que o farmacêutico falou com eles sobre os medicamentos, que o farmacêutico lhes disse como tomar os medicamentos, que compreenderam o que o farmacêutico lhes disse sobre os medicamentos e que os medicamentos foram rotulados pelo farmacêutico.374 doentes (96,9%) disseram que sabem porque tomam os medicamentos. 370 doentes (95,4%) disseram que não conhecem os efeitos secundários dos seus medicamentos. E apenas 250 doentes (64,8%) referiram que compreendiam por que razão tinham de tomar a medicação.

QUADRO 3.2.6 ESTUDO ESPECÍFICO SOBRE MEDICAMENTOS PARA AVALIAR AS PRÁTICAS DE PRESCRIÇÃO E UTILIZAÇÃO DE MEDICAMENTOS

Artigos de investigação	Sim		Não	
	n	Percentagem	n	Percentagem

		%		%
1) O médico falou-lhe dos seus medicamentos?	2	0.5	386	99.5
2) O farmacêutico informou-o sobre os seus medicamentos?	388	100	0	0
3) O farmacêutico disse-lhe como tomar o medicamento?	388	100	0	0
4) Compreendeu o que o farmacêutico lhe disse sobre os seus medicamentos?	388	100	0	0
5) O medicamento foi rotulado pelos farmacêuticos?	388	100	0	0
6) Sabe porque está a tomar os seus medicamentos?	374	96.9	12	3.1
7) Conhece os possíveis efeitos secundários?	18	4.6	370	95.4
8) Sabe como tomar os seus medicamentos corretamente?	355	91.7	32	8.3
9) Sabe porque é que deve terminar a sua dose?	250	64.8	136	35.2

3.2.7 RESUMO DOS INDICADORES DE PRESCRIÇÃO MONITORIZADOS

No quadro 3.2.7, a prescrição de medicamentos da lista de medicamentos essenciais é de 83,1% e a prescrição de genéricos é de 57%. As injecções prescritas foram 2,7%, enquanto a prescrição de antibióticos foi 29. 7%, de acordo com o estudo

Quadro 3.2.7 Resumo dos indicadores de prescrição monitorizados (n=400)

mês	N.º total de artigos em 400 receitas	Genéricos	Antibióticos	Injecções	Lista de medicamentos essenciais
janeiro	956	491	259	7	801
fevereiro	943	563	304	29	783
março	887	523	238	31	799
abril	966	602	267	25	842
maio	838	523	250	21	601
junho	934	450	226	40	769
Total	5524	3152	1544	153	4595
Percentagem		57	29.7	2.7	83.1

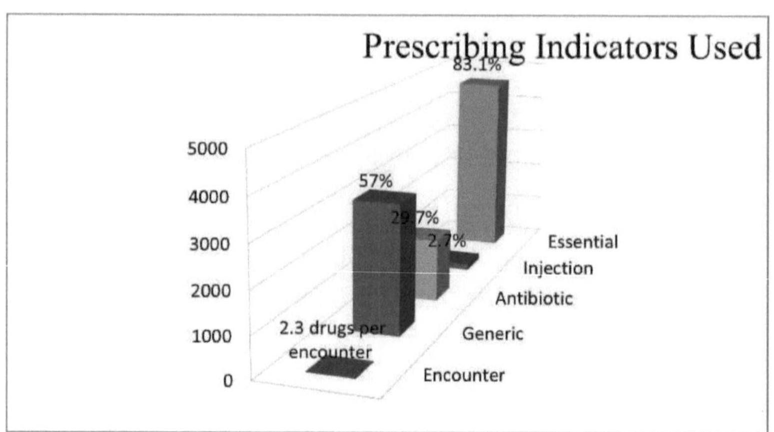

Figura 3.8: Distribuição dos indicadores de prescrição utilizados

3.2.8 INDICADORES DE CUIDADOS AOS DOENTES E DE INSTALAÇÕES DE SAÚDE UTILIZADOS.

O tempo médio de consulta no GOPD é de quatro (4) minutos e de seis (6) minutos no departamento de O&G, enquanto o tempo de dispensa é de sete (7) minutos e dois segundos (2). O tempo de consulta no Hospital Geral de Nyanya ficou abaixo do padrão que varia entre dez (10) e quinze (15) minutos. O tempo de dispensa é considerado bom.

A percentagem de medicamentos efetivamente dispensados foi de 92,8%, 100% dos medicamentos estavam adequadamente rotulados e 91,7% dos doentes tinham conhecimento da dosagem correta dos seus medicamentos. Em todos os consultórios havia um exemplar da lista de medicamentos essenciais e todos os farmacêuticos tinham um exemplar pessoal. 82% dos medicamentos essenciais estavam disponíveis durante o período do estudo.

Quadro 3.2.8 Indicadores utilizados nos cuidados aos doentes e nas instalações de saúde

Variables	Values (%)	Time (mins)	Avail able
Consultation Time (GOPD)	———	4	———
	———	6	–
Consultation Time (O & G)	———	7.2	———
	92.8	———	–
Dispensing Time	100	———	———
Drugs adequately labeled	91.7	———	–
			———
Patient's knowledge of correct dosage	82	———	–
	———	———	–
		———	
Availability of key drugs			
Essential drug list or Hospital drug formulary			——— Yes

3.2.9 DISPONIBILIDADE DE MEDICAMENTOS/NÍVEL DE EXISTÊNCIAS DE MEDICAMENTOS

92,8% dos medicamentos prescritos estavam disponíveis, com apenas 6% de medicamentos fora de stock e 1,14% disponíveis mas não dispensados.

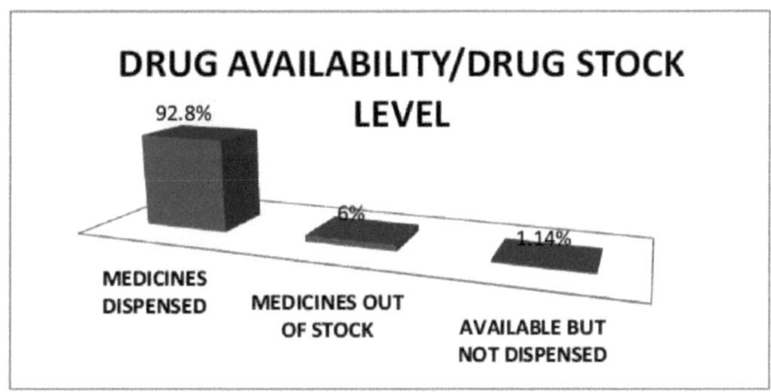

Figura 3.9: disponibilidade de medicamentos/fora de stock

3.2.10 VIA DE ADMINISTRAÇÃO.

A via oral de administração foi de 89,5%, enquanto a via parentérica de administração de medicamentos foi de 10,5%.

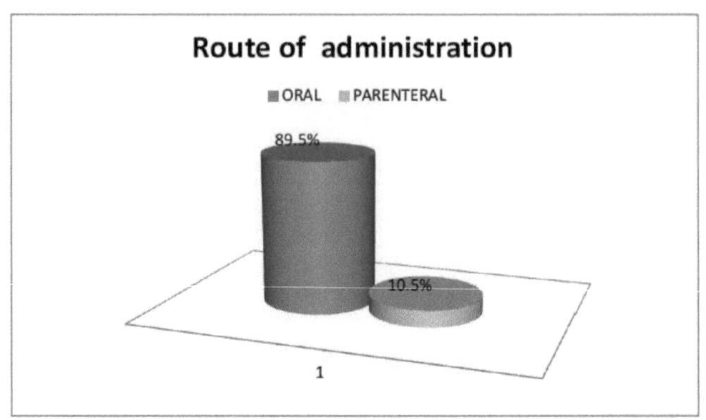

Figura 3.10 Via de administração de medicamentos

3.2 Pontuações de conhecimento para o pré-teste e pós-teste com análise comparativa sobre o comportamento, atitude e confiança no computador.

Tabela 3.2.9 Pontuações de conhecimentos no pré-teste e no pós-teste com análise comparativa

Comportamento em matéria de cuidados farmacêuticos	Pré-teste (±S.D)	Pós-teste (±S.D)
Prestar aconselhamento sobre medicamentos não sujeitos a receita médica		
Medicamentos	3.75 ± 0.62	4.00 ±0.00
Identificar os medicamentos específicos do doente		
Problema	4.00 ±0.60	4.42 ± 0.52
Obter os sintomas do doente	3.17 ±0.94	4.67 ± 0.49
Fazer uma recomendação ao doente se for identificado um problema relacionado com drogas - Pré	4.00 ±0.60	5.00 ± 0.00
Obter o historial de medicação do doente - Pré	3.58 ±0.99	5.00 ± 0.00
Obter o historial de conformidade do doente - Pré	3.40 ± 0.52	5.00 ± 0.00
Fazer uma recomendação de medicamentos ou não medicamentosa ao médico do paciente se for identificado um problema relacionado com medicamentos - Pré	3.67 ±0.78	4.83 ±0.39
Individualizar o regime de tratamento para o	3.67 ± 0.99	4.67 ± 0.49

doente - Pré

Obter o historial médico do doente	3.67 ±0.89	5.00 ± 0.00
Identificar o objetivo terapêutico desejado pelo doente para a sua terapia medicamentosa	3.83 ± 1.03	4.83 ±0.39
Acompanhar os resultados do doente para determinar se os objectivos terapêuticos foram atingidos	3.42 ± 0.79	5.00 ± 0.00
Identificar alternativas terapêuticas para atingir os objectivos desejados pelo paciente	3.33 ±0.89	4.83 ±0.39
Estabelecer um plano de monitorização para acompanhar a evolução dos objectivos terapêuticos do paciente	3.67 ± 0.99	4.83 ± 0.39
Documentar uma intervenção com um doente, manual ou informatizada, se for necessária uma intervenção	3.67 ± 1.07	5.00 ±0.00
Documentar uma intervenção com o médico do doente, manual ou informatizada, se for necessária uma intervenção	3.58 ± 1.16	5.00 ±0.00
Documentar as actividades do PC num sistema informatizado ou manual	3.33 ±0.89	5.00 ± 0.00
Obter a descrição do doente, por exemplo, idade, sexo	3.67 ±0.49	5.00 ±0.00
Obter os antecedentes sociais do doente, por exemplo, o facto de fumar	3.92 ± 0.52	4.58 ±0.52
Obter/medir os sinais vitais do doente, por exemplo, a tensão arterial	3.17 ±0.72	4.58 ±0.52
Obter os valores laboratoriais aplicáveis, por exemplo, níveis de medicamentos, electrólitos	3.33 ±0.78	4.63 ±0.52
Média Total	71. 83± 16.26	95.87 ±4.60

t =-13,922p=0   ,005

Fiabilidade α = 0,941, revelando um elevado nível de coerência interna

Carga do fator: -0,775 a 0,938

Classificações acima da média: Dos 20 comportamentos de PC, os farmacêuticos demonstraram classificações acima da média em 13 comportamentos

Pontuação total média: 69,70 ± 16,26

Os componentes principais extraídos são 4 com um total de 59,78% do primeiro componente, enquanto o segundo, terceiro e quarto componentes contribuíram com 16,25%, 11,04% e 8,01% para a variância total obtida.

Tabela 3.2.10 Pontuações de atitude para o pré-teste e o pós-teste com análise comparativa

Pharmaceutical Care Behaviour	Pretest (± S.D)	Posttest (± S.D)
Provide advice about Non Prescription Medication	3.08 ± 0.99	4.42 ± 0.52
Identify Patient specific Drug related Problem	3.75 ± 0.62	4.67 ± 0.49
Obtain Patient Symptoms	4.00 ± 0.60	4.92 ± 0,29
Make a recommendation to patient if a drug related problem is identified	3.17 ± 0.94	5.00 ± 0.00
Obtain Patient Medication history	4.00 ± 0.60	5.00 ± 0.00
Obtain Patient Compliance History	3.58 ± 0.52	4.83 ± 0.39
Make a drug or Non-Drug recommendation to Patient's Physician if a drug related problem is identified	3.40 ± 0.52	4.58 ± 0.52
Individualize the treatment regimen for the patient	3.67 ± 0.78	5.00 ± 0.00
Obtain Patient Medical History	3.67 ± 0.99	4.83 ± 0.39
Identify Patient 's desired therapeutic goal for their Drug therapy	3.67 ± 0.89	5.00 ± 0.00

Monitor Patient's outcome to determine if the therapeutic goals have been achieved	3.83 ± 1.03	4.83 ± 0.39
Identify therapeutic alternatives to meet the patient desired goals	3.42 ± 0.79	4.83 ± 0.39
Establish a monitoring plan to follow the patients progress with therapeutic goals	3.33 ± 0.89	5.00 ± 0.00
Document an intervention with a patient, manual or computerized if an intervention was necessary	3.67 ± 0.99	5.00 ± 0.00
Document an intervention with a patient's physician, manual or computerized if an intervention was necessary	3.67 ± 1.07	5.00 ± 0.00
Document PC activities on a computerized or Manual System	3.58 ± 1.16	5.00 ± 0.00
Obtain Patient Description e.g. Age, Gender	3.33 ± 0.89	4.58 ± 0.52
Obtain Patient's social history e.g. Smoking	3.67 ± 0.49	4.58 ± 0.52
Obtain/Measure Patients vital signs e.g. BP	3.92 ± 0.52	4.67 ± 0.49
Obtain applicable Laboratory values e.g. drug Levels, Electrolyte	3.17 ± 0.72	4.92 ± 0.29
Mean Total	**71.57 ± 16.47**	**96.67 ± 5.18**

T= -19496 p= 0,005

- Fiabilidade α = 0,918, revelando um elevado nível de coerência interna

- Cargas factoriais: -0,977 a 0,939

- Classificações acima da média:

- Pontuação total média 71,57 ± 16,47

- Os componentes principais extraídos são 4, com o primeiro componente a contribuir com 56,098% da variância total obtida, enquanto o segundo, o terceiro e o quarto componentes contribuíram com 15,33%, 12,60% e 10,98%, respetivamente, para a variância total obtida

Tabela 3.2.11 Índices de confiança para o pré-teste e o pós-teste com análise comparativa

Pharmaceutical Care Behaviour	Pretest (± S.D)	Posttest (± S.D)
Provide advice about Non Prescription Medication	3.33 ± 1.16	4.83 ± 0.39
Identify Patient specific Drug related Problem	3.00 ± 0.85	5.00 ± 0.00
Obtain Patient Symptoms	3.58 ± 0.79	5.00 ± 0.00
Make a recommendation to patient if a drug related problem is identified	4.08 ± 0.67	5.00 ± 0.00
Obtain Patient Medication history	3.33 ± 1.07	4.83 ± 0.39
Obtain Patient Compliance History	4.00 ± 0.63	4.67 ± 0.49
Make a drug or Non-Drug recommendations to Patient's Physician if a drug related problem is identified	3.75 ± 1.06	5.00 ± 0.00
Individualize the treatment regimen for the patient	3.80 ± 0.63	4.83 ± 0.39

Obtain Patient Medical History	3.92 ± 0.79	5.00 ± 0.00
Identify Patient 's desired therapeutic goal for their Drug therapy	4.00 ± 1.04	4.92 ± 0.29
Monitor Patient's outcome to determine if the therapeutic goals have been achieved	3.58 ± 0.90	4.92 ± 0.29
Identify therapeutic alternatives to meet the patient desired goals	3.67 ± 1.16	5.00 ± 0.00
Establish a monitoring plan to follow the patients progress with therapeutic goals	3.58 ± 0.90	5.00 ± 0.00
Document an intervention with a patient, manual or computerized if an intervention was necessary	3.50 ± 1.087	5.00 ± 0.00
Document an intervention with a patient's physician, manual or computerized if an intervention was necessary	3.83 ± 1.19	5.00 ± 0.00
Document PC activities on a computerized or Manual System	3.67 ± 1.16	4.58 ± 0.52
Obtain Patient Description e.g. Age, Gender	3.67 ± 1.16	4.58 ± 0.52
Obtain Patient's social history e.g. Smoking	3.58 ± 0.99	4.63 ± 0.52
Obtain/Measure Patients vital signs e.g. BP	3.50 ± 0.52	
Obtain applicable Laboratory values e.g. drug Levels, Electrolyte	4.00 ± 0.43	
Mean Total	**73.38 ± 18.19**	**87.79 ± 3.79**

t= - 16,277 P= 0,005

- Fiabilidade α = 0,890, revelando um bom nível de coerência interna
- Carga do fator: -0,767 a 0,953
- Classificações acima da média: Dos 20 comportamentos de PC, os farmacêuticos demonstraram classificações acima da média em 17 comportamentos

- Pontuação total média: 73,38 ± 18,19

- Os componentes principais extraídos são 4 e o componente principal contribuiu com 49,77% da variância total, enquanto o segundo, terceiro e quarto componentes contribuíram com 21,40%, 13,05% e 10,35%, respetivamente, para a variância total obtida

CAPÍTULO 4

4.0 DISCUSSÃO

SATISFAÇÃO DOS PACIENTES

Hepler é de opinião que os farmacêuticos que não prestam cuidados farmacêuticos aos seus doentes devem pagar um imposto sobre a qualidade para compensar a recusa Hepler (2003). Donabedian (1966) identificou pela primeira vez o quadro, atualmente bem estabelecido, da SPO (Estrutura-Processo-Resultado), que fornece orientações para a avaliação da qualidade na investigação médica. O paradigma básico é que a estrutura influencia o processo e potencia a probabilidade de produzir cuidados médicos de qualidade. Existe um pressuposto semelhante para a ligação entre o processo e o resultado: melhores processos conduzem a melhores resultados Donabedian (1966). O desejo de prestar cuidados de saúde de qualidade aos nossos estimados doentes levou à realização deste inquérito. Foi utilizada uma abordagem quantitativa para avaliar a satisfação dos doentes. Os dados demográficos dos participantes também foram elucidados.

A maioria dos inquiridos eram mulheres nos seus anos reprodutivos, o que se deve ao estatuto inicial do hospital como hospital da mulher e da criança, juntamente com os serviços pré-natais gratuitos da Administração do Território da Capital Federal (F.C.T.A). O instrumento de satisfação utilizado revelou a satisfação geral das pacientes com os três indicadores de qualidade. Isto reflecte, de facto, uma satisfação verdadeira e genuína, tal como relatada pelos próprios doentes, o que está de acordo com a teoria do prestador primário, que é uma abordagem centrada no doente para a medição da satisfação. Esta teoria sustenta que o início da satisfação ou (insatisfação) do doente ocorre, em grande medida, no nexo entre as expectativas do doente e o poder do prestador primário e que a satisfação global é uma função da rede subjacente ou latente de constructos de satisfação, incluindo a satisfação com o prestador, o tempo de espera e os assistentes do prestador primário (Aragon e Gesell, 2003). De acordo com esta teoria, apenas a opinião do doente sobre a qualidade do serviço é aceite. O julgamento de qualquer outra pessoa não tem importância. Neste inquérito, o julgamento dos doentes sobre a qualidade dos serviços de cuidados farmacêuticos foi avaliado utilizando o farmacêutico como prestador principal, e quase todos os doentes receberam serviços de cuidados farmacêuticos excelentes, indicando uma qualidade excelente.

Estudos demonstraram que passar tempo suficiente com os pacientes tem um impacto positivo na sua satisfação com os cuidados prestados (Vander leeuw et al., 2012; Dugdale et al 1999). O inquérito indicou que o tempo que os farmacêuticos passam com os doentes é considerado satisfatório pela maioria dos inquiridos.

PRÁTICA DE CUIDADOS A DOENTES

O estudo revelou que um maior número do total de medicamentos prescritos estava disponível e era dispensado, e o número médio de medicamentos por prescrição era de 2,3. O número médio (Chedi et al., 2009) de medicamentos por prescrição, quando comparado com o da Organização Mundial de Saúde (Organização Mundial de Saúde, 2002), que varia entre 1,3 e 2,2 medicamentos por prescrição, indica que o valor médio para o Hospital Geral de Nyanya pode ser considerado ligeiramente superior em 0,1, pelo que a prática da polifarmácia pode ser possível, mas não dedutível. No Iémen (Organização Mundial de Saúde, 2002), o número médio de medicamentos prescritos foi de 1,4; no Hospital Universitário de Jos, na Nigéria, o número médio foi de 3 (Ndukwe, 2013); no entanto, vários factores podem distorcer os resultados relativos ao número de medicamentos prescritos, tais como o padrão epidemiológico das doenças, a incidência ou prevalência das doenças, o acesso a medicamentos essenciais e o poder económico de uma nação. As prescrições consideradas nesta investigação para o período em apreço referiam-se a doentes adultos que visitaram a farmácia ambulatória e foram atendidos.

Mais de metade das prescrições foram efectuadas com nomes genéricos. O nível de cumprimento da prescrição de genéricos, quando comparado com o intervalo padrão, mostrou que a prescrição de genéricos era muito inferior, uma vez que várias prescrições de medicamentos continham nomes de marca. Isto diverge dos ditames da Política Nacional de Medicamentos da Nigéria de 2005, que promove a prescrição de genéricos; por conseguinte, o facto de quase metade de todas as receitas serem escritas com nomes de marca pode ainda ser atribuído à influência do marketing das empresas farmacêuticas e dos seus representantes médicos. (Argawal, 2004).

A farmácia estava totalmente abastecida com medicamentos essenciais e consumíveis. Os medicamentos de rotina eram os mais prescritos, enquanto as injecções eram as menos prescritas. Isto deve-se a um sistema eficaz de fundo rotativo para medicamentos e serviços, com uma provisão para serviços de compra de emergência e uma gestão eficaz da cadeia de abastecimento de medicamentos. Em Kano, na Nigéria, um elevado número de medicamentos prescritos estava em conformidade com a Lista Nacional de Medicamentos Essenciais e era dispensado pelas farmácias hospitalares. (Chedi et al., 2009).

A utilização de medicamentos na África Subsariana sempre registou resultados elevados em estudos anteriores, como os realizados por Chedi e colegas em 2009. Na Nigéria, o aumento dos casos de resistência aos antibióticos ajudou as autoridades sanitárias a decidir controlar as múltiplas utilizações de antibióticos, passando da gestão sindrómica para a gestão clínica. O tempo médio de consulta medido foi de 4 minutos no GOPD e de 6 minutos no O&G, e o tempo médio de dispensa foi de 7,12 minutos, em contraste com o JUTH, com um tempo de consulta de 11,33 minutos e um tempo de dispensa de 3,53 minutos. Isto também difere do trabalho realizado por (Ndukwe et al., 2011) e (Afolabi e Erhun. 2003) que registaram um tempo de dispensa de 17,65 minutos e entre 10 a 30 minutos, respetivamente. Estudos semelhantes realizados noutras partes do país revelaram que o tempo médio de consulta foi considerado bom, entre 2,3 e 4,2 minutos, e o tempo médio de dispensa, entre 24 e 36 segundos, foi considerado mau. O tempo de dispensa obtido neste estudo foi considerado bom para um aconselhamento medicamentoso adequado. De acordo com a OMS e a classificação do Tribunal de Contas da União no Brasil, o tempo de atendimento entre 11,4 e 15,0 minutos foi considerado excelente, entre 7,6 e 11,3 minutos foi considerado bom, entre 3,8 e 7,5 minutos foi considerado regular e entre 0,1 e 3,7 minutos foi considerado ruim. As respostas às perguntas sobre o uso de medicamentos produziram resultados positivos na maioria dos pacientes em seis dos nove itens da pesquisa, enquanto muito poucos tinham um bom conhecimento dos possíveis efeitos colaterais e um pouco mais da metade dos pacientes entendiam por que tinham que completar a medicação. No NGH, quase todos os doentes conheciam as dosagens corretas e todos os medicamentos dispensados estavam adequadamente rotulados, o que também foi registado no JUTH, ao passo que os resultados do Camboja revelaram que um único medicamento dispensado não estava adequadamente rotulado nos hospitais avaliados. Em Kano, na Nigéria, a maioria dos doentes conhecia as dosagens corretas, mas nenhum dos medicamentos dispensados estava adequadamente rotulado. (Ndukwe, 2013). A avaliação dos cuidados aos doentes sublinhou a necessidade do papel dos farmacêuticos na prestação direta de informações sobre medicamentos e no aconselhamento dos doentes.

Havia um exemplar disponível da Lista Nacional de Medicamentos Essenciais (2010) e das Diretrizes de Tratamento Padrão em cada unidade de farmácia e nos consultórios; no entanto, a utilização de informações provenientes de boletins de medicamentos e de materiais de referência exigiria uma melhoria contínua das competências do pessoal de saúde. Os medicamentos essenciais estavam suficientemente disponíveis no NGH, o que também se verificou no JUTH e no Kano. Os medicamentos essenciais determinados pelo nível de utilização no NGH (serviços pré-natais gratuitos) são: medicamentos de rotina, anti-infecciosos, analgésicos/anti-inflamatórios contra a malária e anti-hipertensores. Este facto pode ser atribuído ao estatuto inicial do NGH como hospital para mulheres e crianças, evidenciado pelo rácio de mulheres e homens nos valores de saída dos doentes. Isto é contrário ao caso do JUTH, Kano e outros, onde os principais medicamentos eram uma verdadeira representação dos agentes antimicrobianos especificados para o controlo de infecções nessas partes do mundo, e eram semelhantes aos principais medicamentos utilizados noutras partes da Nigéria e de África.

INTERVENÇÃO EDUCATIVA

A filosofia da assistência farmacêutica representa um ideal profissional aceite para a farmácia. Para assegurar uma prática generalizada, é necessário ultrapassar questões fundamentais como as deficiências nos conhecimentos dos farmacêuticos, as atitudes negativas e a falta de auto-eficácia. Este estudo procurou abordar algumas das barreiras através de uma intervenção educativa. Utilizámos uma abordagem quantitativa na avaliação de uma intervenção educativa. Foi também utilizada a evidência do argumento de Odedina & Segal (1996), que afirma que os prestadores e não prestadores de cuidados farmacêuticos podem ser distinguidos, utilizando a escala de cuidados farmacêuticos comportamentais. A elevada consistência interna das subescalas do instrumento, tanto ao nível do pré-teste como do pós-teste, sugere a sua validade na presente investigação.

Os resultados das respostas dos farmacêuticos aos itens instrumentais têm algumas indicações positivas. Os conhecimentos, as atitudes e a auto-eficácia auto-relatados melhoraram significativamente após a intervenção. Os desvios-padrão em torno das actividades de cuidados farmacêuticos foram reduzidos para metade após a intervenção educativa, o que sugere uma harmonização dos pontos de vista sobre os cuidados farmacêuticos. Além disso, o número de componentes extraídos dos itens do instrumento aumentou no pós-teste, o que indica que o programa educativo permitiu que os participantes vissem os cuidados farmacêuticos num contexto mais amplo, que provavelmente não era sinónimo da prática tradicional da farmácia a que estavam habituados. O entusiasmo demonstrado pelos participantes no programa de formação é digno de registo.

O estudo tem várias implicações. Em primeiro lugar, uma intervenção educativa utiliza o tempo disponível para iniciar a formação. Em segundo lugar, são os farmacêuticos em exercício que determinam a forma de cuidados farmacêuticos que podem prestar; os farmacêuticos com base académica apenas podem fornecer o enquadramento teórico. Por último, seria benéfico replicar esta intervenção educativa noutros hospitais e farmácias comunitárias na Nigéria. A investigação futura poderia documentar a implementação dos cuidados farmacêuticos no contexto do estudo e medir os seus resultados.

Limitações do estudo

É útil registar algumas das limitações do estudo. Em primeiro lugar, as melhorias nos conhecimentos, atitudes e auto-eficácia dos farmacêuticos são auto-relatos, que estão sujeitos a enviesamentos. A julgar pelo seu entusiasmo e pelo envolvimento do grupo, os autores não podem excluir um efeito de halo. A intervenção educativa em matéria de cuidados farmacêuticos representa um processo intermédio na prestação de cuidados farmacêuticos. O resultado final seria testar as perspectivas dos pacientes após a implementação dos cuidados farmacêuticos.

CAPÍTULO 5

5.0 CONCLUSÕES/RECOMENDAÇÕES

Este estudo indicou a existência de um comportamento de cuidados farmacêuticos no hospital geral de Nyanya, evidenciado pelas várias literaturas analisadas e pelas actividades realizadas.

O objetivo deste estudo é avaliar a satisfação dos pacientes com os serviços de cuidados farmacêuticos. Os cuidados farmacêuticos são atualmente o padrão de ouro da prática farmacêutica e vieram para ficar. A satisfação dos pacientes, que é um dos resultados mais humanistas dos cuidados farmacêuticos, é um indicador da qualidade dos serviços, de acordo com algumas escolas de pensamento. Isto significa que uma demonstração de satisfação com os vários constructos de satisfação dos CP pode ser interpretada como uma prestação de CP de boa qualidade. Neste inquérito, com base na classificação da satisfação dos doentes com as várias actividades dos CP, seria correto afirmar que os doentes do NGH estão satisfeitos com os serviços de CP que lhes são oferecidos. Todos os constructos de satisfação com os CP tiveram pontuações médias acima da média. Por conseguinte, podemos afirmar com confiança que os CP no NGH são de boa qualidade.

O padrão de utilização de medicamentos (práticas de prescrição e de utilização de medicamentos) no Hospital Geral de Nyanya foi satisfatório quando comparado com os trabalhos de conclusões globais, mas sublinhou a necessidade de informação sobre medicamentos por parte dos prescritores e dos farmacêuticos.

O estudo também descreveu um programa de intervenção educacional para capacitar os farmacêuticos em NGH a prestar cuidados farmacêuticos; a intervenção melhorou os conhecimentos, as atitudes e a confiança dos farmacêuticos. A escala de cuidados farmacêuticos comportamentais provou ser uma ferramenta útil para avaliar os cuidados farmacêuticos e para proporcionar uma intervenção educativa aos farmacêuticos que se encontram na fase contemplativa da introdução dos cuidados farmacêuticos.

O investigador deseja afirmar que; existe um comportamento de cuidados farmacêuticos na farmácia ambulatória do NGH, a taxa de satisfação dos pacientes é elevada, o padrão de utilização de medicamentos é racional, uma vez que está em conformidade com os ditames da política nacional de medicamentos, os farmacêuticos são profissionais formados/certificados com bons conhecimentos cognitivos e capacidade de prestar cuidados farmacêuticos, o tempo de dispensa é bom em comparação com os padrões globais, pelo que se pode dizer que a prática de cuidados farmacêuticos é de boa qualidade, apesar da existência de algumas áreas que precisam de ser melhoradas, especialmente os serviços de informação sobre medicamentos.

Como parte das recomendações, os serviços de informação sobre medicamentos devem ser reforçados através da conferência sobre cuidados farmacêuticos (reuniões semanais por farmacêuticos). As reuniões clínicas quinzenais do hospital devem ser utilizadas para educar os prescritores sobre a necessidade de falar com os doentes sobre os seus medicamentos.

REFERÊNCIAS

Abdelhamid E, Awad A, Gismallah A (2008).

Evaluation of Hospital Pharmacy-based Pharmaceutical care Services for Asthma Patients (Avaliação dos serviços de cuidados farmacêuticos baseados na farmácia hospitalar para doentes com asma). Pharmacy Practice 6(l):25-32.

Adenika F. (1998), pharmacy in Nigeria. Pan Pharm LTD. 531 páginas ISBN: 9783059417.

Aderemi-Williams, R.; Agile C. (2007); Community pharmacies as possible centres for routine immunization. Nig Q J Hosp Med 17(4): 131-3.

Afolabi M O, Erhun W O (2003) Patient's responses to waiting time in an outpatient pharmacy in Nigeria (Respostas dos pacientes ao tempo de espera numa farmácia ambulatória na Nigéria). Revista tropical de investigação farmacêutica; 2 (2): 207-214.

Argawal S.(2004). Influências do mercado na utilização de medicamentos genéricos: 1993 a 2001. Proquest dissertações e teses; 3148328438.

Alarcon Cristina (2007) Papa diz aos farmacêuticos para não dispensarem medicamentos para inibir o implante: implicações para o plano B nos hospitais católicos www.lifesitenews.com assessed 11/05/2014.

Amechi U (2004) the jurisprudence of the Nigerian legal order. Ecowatch publications (Nigéria) ISBN: 9789783586055.0.

Associação Farmacêutica Americana (2012).Cuidados farmacêuticos prestados a doentes em ambulatório : progresso da prática farmacêutica e preparação da próxima geração de farmacêuticos. Jornal de medicina experimental e clínica.4 (4), pp. 255 - 259.

Associação Americana de Farmacêuticos, Fundação da Associação Nacional de Cadeias de Farmácias. Medication therapy management in community pharmacy practice: core elements of an MTM service (versão 1.0). Journal of American Pharmacists Association. 2005; 45:573-9.

Associação Americana de Farmácia (2000). Avaliação das percepções dos doentes sobre os benefícios de uma clínica de anticoagulação gerida por um farmacêutico. J Am Pharm Assoc; 40(1). Acedido em 12/10/2013.

American public health association (apha) (1995) Standard methods, 19th edition American public health association. Washington DC.

American society of hospital pharmacists (1993), ASHP statement on pharmaceutical care, American Journal of Hospital Pharmacy.50:1720- 1723.

Anderson C. (2005) Avaliação da remuneração dos serviços farmacêuticos em Portugal. Revista Farmacêutica 275: Suplemento F18, Congresso do FIP.

Andrea L, Westfeld M, Braun M, Zivanovic O, Schink T, Kuhn W, Jaehde U (2012). Cuidados farmacêuticos para pacientes com cancro da mama e do ovário; cuidados de apoio ao cancro. DOI 10. 1007/s00520-012-1385-z.

Anyika EN e Alade TB (2009), Evaluations of pharmacists' participation in post admission ward rounds in a tertiary hospital in South-West Nigeria. Nig Q J Hosp Med; 19(3):151-4.

Aragão JS, Gesell BS (2003). Uma teoria da satisfação do paciente e a sua robustez em função do género no Serviço de Urgência: A Multi-group structural equation modeling. American Journal of Quarterly Medicine, 18 (6):229-241.

Armour C, Bosnic-Anticevich S, Brilliant M, Burton D, Emmerton L, Krass I, Sainin B, Smith L, Stewart K (2007). O Pharmacy asthma Care Program (PCAP) melhora os resultados para os doentes na comunidade. Thorax; 62:496-502.

Awad Al, Altayeb IB, Baraka OZ (2006). Changing antibiotic prescribing practices in health centers of Khartoum State, Sudan, Europeanjournal of clinical pharmacology, 62(2):135-42 as in abdelhamid E, Awad A, Gismallah A (2008). Evaluation of Hospital Pharmacy- based Pharmaceutical care services for asthma patients. Pharmacy practice, 6(l):25-32.

Barbosa CD, Balp MM, Kulich K, Germain N, Rofail D (2012). Uma revisão da literatura para explorar a relação entre satisfação com o tratamento e adesão, cumprimento e persistência. Preferência e adesão dos pacientes; 6:39-48.

Berenguer B, La Casa C, de la Matta MJ, Martin-Calero MJ (2004) Pharmaceutical care: past, present and future. Curr Pharm Des; 10(31):3931-46.

Biazzo S.; Bernardi G. (2003) , Business Process Management Journal, Volume 9, Número 2pp. 149-169(21).

Braspenning J, Drijver R, Schiere AM. (2001). Indicadores de qualidade para a clínica geral (em neerlandês), Nijmegen/Utrecht: Centre for Quality of Care Research/ Dutch College of General Practitioners.

Brodie, DC; Parish, PA; Poston, JW (1980) societal needs for drugs and drug-related services, Am J Pharm Ed; 51: 369-385.

Brook RH, McGlynn EA, Shekelle PG. (2000); Defining and measuring quality of care: a perspective from US researchers. International Journal of Quality Health Care 12:281-95.

Brulhart MI, Wermeille JP (2011). Multidisciplinary Medication Review: Evaluation of Pharmaceutical Care Model for Nursing Homes (Avaliação do modelo de cuidados farmacêuticos para lares de idosos). Revista Internacional de Farmácia Clínica; 33(3):549-57.

Brushwood D (2000) pharmacy malpractice law and regulations, Aspen law and business ISBN 9780735516960.

Construir-se como um solucionador de problemas eficaz (2011). Carta de notícias sobre farmácia para os farmacêuticos quenianos. Quarta-feira, 22 de junho de 2011. Acedido em 16 de abril de 2012.

Camilla H, Jean S, Geoff D (2007). Um estudo observacional dos erros de administração de medicamentos em doentes idosos com internamento psiquiátrico. Revista Internacional de Qualidade em Cuidados de Saúde; 4(19):210-216.

Campbell S., Braspenning J., Hutchinson A., Marshall M. (2002); Qual Safe Healthcare 11:358364.

Campbell SM, Roland MO, Shekelle PG. (1999); Desenvolvimento de critérios de revisão para avaliar a qualidade da gestão da angina estável, asma do adulto e diabetes não insulino-dependente na prática geral. Qual Health Care 8:6-15.

Chaiyakunapruk N., Laowakul A., Kamchanarat S. (2006); Implementação e avaliação na farmácia comunitária de uma ferramenta de autoavaliação da osteoporose para asiáticos. Journal of American Pharmacists Association: 46(3):391-6.

Chedi B.A.Z, AAbdu-Ayuye i.kwanashie H.O (2009). Análise dos indicadores das instalações de cuidados a doentes em instituições de saúde pública no estado de Kano, Nigéria. Revista nigeriana de ciências farmacêuticas; 8 (2):72-78.

Cipolle R.J, Strand L.M, Morley PC (2004) pharmaceutical care practice: the clinicians' guide.2nd edition. Nova Iorque Me Graw Hill.

Cipolle RJ, Strand LM e Morley PC (1998). Pharmaceutical care practice. Me Graw-Hill, NY; 76-83.

Correr C J (2009). Efeito de um Programa de Atenção Farmacêutica na qualidade de vida e satisfação com os serviços de Farmácia em pacientes com diabetes mellitus tipo 2. Revista Brasileira de Ciências Farmacêuticas, 45(4).

Costa S, Santos C, Silveira J. (2006); Serviços de farmácia comunitária em

Portugal, Annals of Pharmacotherapy 40(12):2228-34.

Conselho da Europa (2006) Recomendação do Comité de Ministros aos Estados-Membros sobre a investigação de materiais biológicos de origem humana @ www.http://wcd.coe.int avaliada em 10/05/2014.

Daniel R, Richard S, Larry L, Randell D (2010). Impacto da intervenção dos cuidados farmacêuticos no controlo da pressão arterial na prática da farmácia na China, Annals of Pharmacotherapy; 44(l):88-96.

Davies HTO, Crombie IK. Assessing the quality of care, BMJ 1995; 311:766.

Dinesh KU, Mohamed IM, Alurkar VM, Pranaya M (2011). Avaliação do impacto de um programa farmacêutico para pacientes com diabetes no Nepal: um estudo preliminar. Revista indiana de prática farmacêutica; 4(4).

Donabedian A (1966). Evaluating the quality of medical care. Milbank mem fund Q;44:166-203.

Donabedian (1982) Os critérios e as normas de qualidade. Health administration press. ISBN: 9780914904687.

Donabedian A. (1980). Explorações na avaliação e controlo da qualidade: The definition of quality and approaches to its assessment. Annals Arbour, MI: Administração da Saúde.

Dugdale DC, Epstein R, Pantilat S (1999). Time and the patient-physician relationship, Journal of internal and general medicine; 14(S1):S34-S4O.

Eccles M, Clapp Z, Grimshaw J, et al. (1996); North of England evidence based guidelines development project: methods of guideline development. BMJ 312:760-2.

Eddy DM. (1998); Performance measurement: problems and solutions. Health Affl7:7-26.

EDQM (2010) Normas de qualidade e segurança na prática farmacêutica e nos cuidados farmacêuticos @ www.EDQM.EU avaliado em 10/05/2014.

EDQM, (2009). Cuidados farmacêuticos: onde é que estamos - para onde vamos? Encontrado no site:ppri.oebig.at/.-l. Acedido em 10/05/2014.

Edvardsen, B., Tomasson, B. e Ovretveit, J. (1994), Quality of Service: Making it really Work, McGraw-Hill, Nova Iorque, NY.

Eickhoff C e Schulz M. (2006); Pharmaceutical Care in Community Pharmacies: Practice and Research in Germany. Annals of Pharmacotherapy 40:729-35.

OEDT (2005) A situação do problema da droga na Europa. Relatório anual do OEDT. ISBN: 1609-6150.

Emmerton L, Shaw J, Kheir N (2003). Asthma Management by New Zealand Pharmacists: a Pharmaceutical care demonstration project (Gestão da asma por farmacêuticos da Nova Zelândia: um projeto de demonstração de cuidados farmacêuticos). Journal of clinical therapeutics; 8(5):395- 402.

Erah PO, Nwazuoke JC (2002). Identificação de padrões para cuidados farmacêuticos na cidade de Benin. Revista Tropical de Investigação Farmacêutica; 1(2):55- 66. (2012). In: Ismail A Suleiman, Joshua F Enijukun, e Isioma Eze.

Erhun PO (2012). Amostragem. Curso de curta duração do WAPCP sobre Investigação em Farmácia e Escrita Científica (não publicado).

Fórum EuroPharm. Programa Profissional. Fórum EuroPharm, (2008a). Disponível em: http://www.europharmforum.org (28 de janeiro de 2008).

Avaliação da documentação dos cuidados farmacêuticos entre os farmacêuticos na Nigéria. Jornal de Farmácia da África Ocidental; 2391):69-76.

Avaliação dos serviços de assistência farmacêutica em farmácia hospitalar para pacientes com asma. Pharmacy practice; 6(l):25-32.

Faculdade de Ciências Farmacêuticas, Gent-University (2012), what is Pharmaceutical Care? Disponível no site: www.ugent.be.pharmaceutical care. Acedido em 09/05/2014.

Farris KB, Fernandez-Llimos F, Benrimoj CSI, (2005); Pharmaceutical Care in Community Pharmacies: Practice and Research around the World. Ann Pharmacother 39:1539- 41.

FCTA Pharmaceutical Care performance indicators for hospital pharmacies .Disponível em fctadic@gmail.com (março de 2013).

FIP (2005) medicines for all-a human right, www.FIP.org avaliado em 10/05/2014.

FIP Federação Internacional Farmacêutica. Declaração de normas profissionais sobre cuidados farmacêuticos;1998[cited2013septl2], :URL: http ://wwww.fip. or g/www/up loads/dat abase_file.php?id=269&table_id=.

FIP (1997) Standards for quality of Pharmacy Services - Good Pharmacy Practice. FIP, Disponível em: http://www.fip.

Guia de referência do FIP, 2009.

Foisy M M, Akai S P (2004). Cuidados farmacêuticos para pacientes com HIV em terapia diretamente observada. Anais de Farmacoterapia; 38(4):550-556.

Forrest D, Hoskins A, Hussey. Clinical guidelines and their implementation, Postgrad Med J 1996;72:19-22.

Gastelurrutia MA, Fans MJ, Fernandez-Llimos F. (2005); prestação de cuidados aos doentes nas farmácias comunitárias em Espanha. Annals of Pharmacotherapy 39:21052109.

Graziela M A, Trais dos S C, Dayani G (2012). Indicadores do serviço de atenção farmacêutica na Universidade do Sul de Santa Catarina. Cienc.Saude coletiva; 17(3).

Grimshaw JM, Russell IT. (1993) Effect of clinical guidelines on medical practice: a systematic review of rigorous evaluations. Lancet 342:1317-22.

Grymonpre RE, Williamson DA, e Montgomery PR (2011). Impacto do Modelo de Cuidados Farmacêuticos para idosos não institucionalizados: resultado de um ensaio aleatório e controlado. Revista internacional de prática farmacêutica; 9:235-241.

Harrison JJ, Wang J, Cervenko J, Jackson 1, Munyal D, Hamandi B, Chernenko S, Dorosz J, Chaparro C, Singer LG (2012). Estudo piloto da Intervenção de Cuidados Farmacêuticos numa Clínica de Transplante Pulmonar em Ambulatório. John Wiley & sons A/S. DOI: lO/UU/j.1399-0012.202.01623.

Lei do seguro de saúde R.SO 1990. Capítulo H6 com a redação que lhe foi dada em 2009, capítulo 33, tabela 18 s s 11, 7(2).

Heidemann, E. A utilização contemporânea de normas nos cuidados de saúde. Organização Mundial de Saúde. Documento não publicado WHO/SHS/DHS/93.2, 1993, OMS, Genebra.

Hepler CD (2003). Investigação sobre cuidados farmacêuticos - a próxima geração. Pharmaceutical Journal; 270:370-375.

Hepler CD, Strand LM (1990). Oportunidades e responsabilidades nos cuidados farmacêuticos. Revista Americana de Farmacêuticos Hospitalares; 47:533543.

Herborg H, Sorensen EW, Frokjaer B. (2007); Pharmaceutical care in community pharmacies: practice and research in Denmark. Annals of Pharmacotherapy 41(4):681-9.

Herborg H. indicadores para a prática dos cuidados farmacêuticos @www.pharmakon.dk avaliado em 11/05/2014.

Heredia M, Ténias MJ, Ruiz R, Sanchez M, Calleja AM, Martinez F (2012).

Cuidados farmacêuticos para pacientes submetidos a técnicas de reprodução assistida. European journal of hospital pharmacists.doi:10.1136/ejhpharm-000099.

Horsley W, Rubin G, Bagir W (2011). Avaliação da satisfação dos doentes com os cuidados farmacêuticos e da lealdade a uma farmácia comunitária específica em doentes adultos com doença inflamatória do intestino. Conferência da Sociedade Farmacêutica Real. outubro ll-12:15-16.avaliado em 12/05/2014.

Hughes M C, Ahmed F H, Sculin C, Anderson C, Bernsten BC, Bjornsdotirr I, Cordina A M, da Costa AF, Wulf I, Eichenberger P, Foulon V, Henman C M, Hersberger E K, Schaefer A M, Sondergaard B, Tully P M, Westerlund T, McElnay C J (2010). Provision of Pharmaceutical care by Community Pharmacists: a comparison across Europe (Prestação de cuidados farmacêuticos por farmacêuticos comunitários: uma comparação na Europa). Pharmacy World Science; DOI 10.1007/sll096-010-9393-x.

Idoko O, Bwai M.D, Abubakar S, Emmanuel S.A, Thomas S.A (2013). Caracterização da síntese e atividade antimicrobiana de complexos de ligandos mistos de NI (II) com furfuralureia como ligando primário. Jornal de investigação química e farmacêutica 5(7):199-203.

Irvine D. Managing for quality in general practice. London: King's Fund Centre, 1990.

Ismail A S Oluwatoyin (2008).

Ismail A S, Oluwatoyin (2011). Implementação dos cuidados farmacêuticos: A survey of Attitude, Perception and Practice of Pharmacists in Ogun State, South Western Nigeria (Um inquérito à atitude, perceção e prática dos farmacêuticos no Estado de Ogun, Sudoeste da Nigéria). Revista internacional de investigação no domínio da saúde, 4(2):91-97.

Ismail A S, Oluwatoyin onaneye, Joshua F Eniojukun, Isioma Eze (2012). Avaliação da documentação dos cuidados farmacêuticos entre os farmacêuticos na Nigéria. Revista de Farmácia da África Ocidental; 23(l):69-76.

Ivey A.E, Pedersen P (1993) culture-centered counselling and interviewing skills: a practical guide. ISBN: 0275946681. Praeger publishing company.

John C (2009) tribunal rejeita as alegações de angústia emocional dos empregados. Andre V Walgreen Company, D.N.J. Ação Civil n.º 12-5413 (ES).

Johnson J., Koenigsfeld C., Hughell L.Bone (2008); projeto de rastreio, educação e encaminhamento no domínio da saúde no noroeste do Iowa: criação de um modelo para as farmácias comunitárias. Jornal da Associação Americana de Farmacêuticos. 48(3): 379-87.

Johnson JA e Bootman JL (1995) drug related morbidity and mortality: a cost of illness model. Archives of internal medicine 155(18):1949-1956.

Johnson JA, Bootman JL (1997). Drug related morbidity and mortality and economic impact of Pharmaceutical Care (Morbilidade e mortalidade relacionadas com medicamentos e impacto económico dos cuidados farmacêuticos). Am J Health-Syst Pharm;54:554-558 in: Azuka C. Oparah (2010). Essentials of pharmaceutical care. Uma publicação da Cybex. ISBN: 978-978-38401-9-5.

Joss R, Kogan M.(1995).Advancing quality: total quality management in the National Health Service. Buckingham: Open University Press.

Juran J.M (1988) quality control handbook. Me Graw Hill. ISBN:0-07- 034003-x.

Kang, G.D., James, J., e Alexandris, K. (2002) Measurement of internal service quality: Application of the SERVQUAL battery to internal service quality.

Kassam R, Collins JB, Berkowitz (2012). Satisfação dos pacientes com a prestação de cuidados farmacêuticos em farmácias comunitárias. Preferência e adesão do paciente; 6:337-348. DOI:http://dx.doi.org/10.2147/PPA.S29606.

Khalaf A A, Naseem AQ (2012). Impacto da intervenção do farmacêutico na adesão dos pacientes aos antidepressivos e nos resultados relatados pelos pacientes: uma revisão sistémica. Patients Preference and Adherence; 6:87-100.

Koshman SL, Charrois TL, Simpson SH (2008). Pharmacists care of Patients with Heart failure: as systemic review of randomized trials. Arch Intern Med; 168:687-94.

Krska J, Cromarty JA, Arris F, Jamieson D, Hansford D, Duffus PR (2001). Revisão da medicação orientada por um farmacêutico em doentes com mais de 65 anos: um ensaio aleatório controlado nos cuidados de saúde primários. Age Ageing; 30(3):205-211.

Krueger R.A (1994) focus groups: a practical guide for applied research. Sage publications. ISBN: 978080395560.

Kumar Y.A, Kumar V.R, Ahmad A, Mohanta G.P, Manna P.K (2012) intervenção dos farmacêuticos e cuidados farmacêuticos num hospital universitário indiano: um estudo prospetivo. Revista internacional de investigação avançada em farmácia e ciências biológicas l(3):386-396.

Kwast B. (1998) Quality of care in reproductive health programmes: concepts, assessments, barriers and improvements- an overview. Midwifery 14, 66-73.

Lai PS, Chua SS, Chan SP (2012). Questões de cuidados farmacêuticos encontradas por mulheres osteoporóticas pós-menopáusicas prescritas bifosfonatos. Journal of Clinical Pharmaco Therapy; doi:10.111 1/j.1-365-2710.2012.013335.x.

Lawrence CE, Altschul S.F, Boquski M.s, Liu J.S, Neuwland A.F, Wotton J.C (1993) detecting subtle sequence signals: a Gibbs sampling strategy for multiple alignment. Science journal 8:262(5131):208-214.

Lawrence M, Olsen F, et al. (1997); Indicadores de qualidade dos cuidados de saúde. Euro J Gen Pract3:103-8.

Lewis, R.C. e Booms, B.H. (1983), the marketing aspects of service quality, in emerging Perspectives on ServicesMarketing, American Marketing Association, Chicago, IL, pp. 99-107.

Likert R. (1932) a Technique for The measurement of Attitudes. Archives of Psychology 140:5- 55.

Lum Lock A, Bodkyn C, Ali Z (2012). Perceção dos pais sobre os serviços de oncologia pediátrica no Eric Williams Medical Science Complex, Trinidad e Tobago. Wes Indian Med J; 61(l):32-6.

Machado M, Nassor N, Bajcar JM (2008). Sensibilidade dos resultados dos pacientes à intervenção do farmacêutico. Parte III: Revisão Sistémica e Meta-análise na Gestão da Hiperlipidemia. Anais de Farmacoterapia; 42:1195-207.

MacLaughlin E., MacLaughlin A., Snella K., Winston T., Fike D., Raehl C. (2005); Rastreio e educação sobre osteoporose em farmácias comunitárias utilizando uma abordagem de equipa. Pharmacotherapy 25(3):379-86. Managing Service Quality, Vol.12, No.5, pp. 278-291.

Mangiapane S, Schulz M, Muhlig S, Ihle P, Schubert I, Waldmann H (2005). Cuidados farmacêuticos baseados na farmácia comunitária para doentes com asma. Annals ofPharmacother; 39(ll):1817-22.

Mant J, Hicks N. Detecting differences in quality of care: the sensitivity of measures of process and outcome in treating acute myocardial infarction. BMJ 1995; 311:793-6.

Maria' A 1 T, Mercedes S, carina b, Marisel C Valeria P, Beatriz Pe'Rez (2007). Questionário para avaliar a satisfação dos pacientes com a assistência farmacêutica em língua espanhola. Revista Internacional de Qualidade em Cuidados de Saúde; 4(9):217-224.

Marquez-Peiro J.F, Perez-Peiro C. (2008) Avaliação da Satisfação do Paciente em Farmácia Ambulatorial. Farm Hosp 32(2):71-76.

Marshall M, Campbell SM, Hacker J, Roland MO, eds (2002):. Quality indicators for general practice: a practical guide for health professionals and managers. London: Royal Society of Medicine, 1-6.

Martin-Calero M.J, Machuca M, Murillo M.D, Cansino J.M.A, Gastelurrutia M.A, Fauis M.J (2004) Processo estrutural e programas de implementação da assistência farmacêutica em diferentes países. Curr pharmacy des 10(31):3969- 3985.

May J.R (1993) Barriers to pharmaceutical care in the acute care settings. Americanjournal of hospital pharmacy. 50:1608-1611.

McDonough R.P (1996) interventions to improve patients pharmaceutical care outcomes. Jornal da Associação Farmacêutica Americana 36:453-465.

McGlynn EA, Asch SM. Desenvolvimento de uma medida de desempenho clínico. (1998); Americanjournal of Preventive Medicine 14:14-21.

Mehuys E., Van Bortel L., De Bolle L. Self-medication of upper gastrointestinal symptoms: a community pharmacy study. Ann Pharmacother. 2009; 43(5):890-8.

Mikeal RL, Brown TP, Lazarus HL, Vilson MC. (1975); Qualidade dos cuidados farmacêuticos nos hospitais. Jornal Americano de Farmácia Hospitalar. 32; 567- 574.

Morak S, volger S, Walser S, Nico K, Freiberger I (2010). Compreender o conceito de cuidados farmacêuticos e aplicá-lo na prática. Ministério Federal da Saúde austríaco. ISBN-12 978-2-85259014105. Acedido em 10 de maio de 2014.

Morgan D.L e Krueger R.A(1993) when to use focus groups and why. Em D.L Morgan (ed.), successful focus groups advancing the state of the art (pp.319). Newbury park California, sage publications.

Murphy PA, Frazee SG, Catlin JP, Cohen E, Rosan JR, Harshburger DE (2003). Pharmacy - Provision of Influenza Vaccinations in Medically Underserved communities (Farmácia - Fornecimento de vacinas contra a gripe em comunidades medicamente mal servidas). Journal of American Pharmacists Association; 52(l):67-70.

Narhi U, Airaksinen M, Tanskanen P, Enlund H. (2001): The effects of a pharmacy-based intervention on the knowledge and attitudes of asthma patients. Patient Educational Consults :43(2):171-77.

Naseem Akhtar Qureshi (2012). Impacto da intervenção do farmacêutico na adesão dos doentes aos antidepressivos e nos resultados comunicados pelos doentes: uma revisão sistémica. Patients Preference and Adherence; 6:87-10.

Nau DP, Ried LD, Lipowski EE, Kimberlin C, Pendeergast J, Spivey-Miller S (2000). A perceção dos doentes sobre os benefícios dos cuidados farmacêuticos. J Am Pharm Assoc; 40(l):36-40.

Ndukwe H.C, Ogaji I.J, Sarah N (2013) padrão de utilização de drogas os indicadores padrão no hospital universitário de Jos Nigéria. Revista de Farmácia da África Ocidental 24(1) 88-93.

Noyce PR. Providing patient care through community pharmacies in the UK: policy, practice, and research. Ann Pharmacother 2007; 41(5):861-8.

Obinna E.O (2012). Programa de Cuidados Farmacêuticos numa Farmácia Nigeriana. Efeito na tensão arterial e na qualidade de vida. ISBN978-3-8433-5609-1. Brochura, 112 páginas.

Odedina F.T e Segal R. (1996) Pharmaceutical Care Behaviour Scale. American Journal of Health System Pharmacists. 53:855-865.

Okoronkwo S(2013)da moral, da ética e das leis: o tripé da prática farmacêutica @www.pharmanewsonline.com.

Okoronkwo S (2014) da moral, da ética e das leis; o tripé da prática farmacêutica. Pharma news online @ www.pharmanewsonline.com.

Oparah A ,C (2010). Essentials of Pharmaceutical care (Fundamentos dos cuidados farmacêuticos). Uma publicação da Cybex. ISBN: 978-978- 38401-9-5 21-31,62,44-45.

Oparah A. C., Adje, D. U. e Enato, E. F. (2006). Resultados da intervenção de cuidados farmacêuticos a doentes hipertensos numa farmácia comunitária nigeriana. Inti J Pharm Pract; 14:115-122.

Oparah A.C, Enato E.F e Eferakeya A.E (2006). Impacto de uma intervenção educativa na escala comportamental de cuidados farmacêuticos. Pharmacy Education; 6(2): 97-106.

Oparah AC e Eferakeya AE (2005). Attitudes of Nigerian Pharmacists towards pharmaceutical care (Atitudes dos farmacêuticos nigerianos em relação aos cuidados farmacêuticos). Pharm World Sci. junho; 27(3):208-14.

Ovretveit J. (1992). Health service quality: an introduction to quality methods for health services. Oxford: Blackwell Scientific Publications.

Palmer RH.(1997) Process-based measures of quality: the need for detailed clinical data in large health care databases. Ann Intern Med; 127:733-8.

Parasuraman, A., Zeithaml, V.A. e Berry, L.L. (1985), A concetual model of service quality and its implication, Journal of Marketing , Vol. 49, Fall, pp. 41-50.

Parasuraman, A., Zeithaml, V.A. e Berry, L.L. (1986), SERVQUAL: a multiple item scale for measuring customer perceptions of service quality, Relatório n.º 86-108, Marketing Science Institute, Cambridge, MA.

Parasuraman, A., Zeithaml, V.A. e Berry, L.L. (1988), SERVQUAL: a multi-item scale for measuring consumer perceptions of the service quality, Journal of Retailing.

Parasuraman, A., Zeithaml, V.A. e Berry, L.L. (1991), Refinement and reassessment of the SERVQUAL scale, Journal of Retailing, Vol. 67, pp. 420450.

Parasuraman, A., Zeithaml, V.A. e Berry, L.L. (1993), Research note: more on improving service quality measurement, Journal of Retailing, Vol. 69, No. 1, pp.

Parasuraman, A., Zeithaml, V.A. e Berry, L.L. (1994), Reassessment of expectations as a comparison standard in measuring service quality: implications for future research, Journal of Marketing, Vol. 58, pp. 111-124.

PCN (2010) revisão da medicação: o caminho do PCNE @www.PCNE.org avaliado em 10/05/2014.

PCNE. (2006). Classificação dos problemas relacionados com a droga. Pharmaceutical Care Network European Foundation, Disponível em: http://www.pcne.org (11 de janeiro de 2006).

Conselho Farmacêutico da Nigéria, (2012), o compêndio de 4 partes de normas mínimas para a garantia dos cuidados farmacêuticos na Nigéria. 3rd edition, ISBN 978-2397-58-x, pg 119-121

Pohjanoksa-Mantyla M., Kulovaara H., Bell J., Enakoski M., Airaksinen M. (2008) Email medication counselling services provided by Finnish community pharmacies. Annals of Pharmacother. 42(12):1782-90.

Poon LH, Lee AJ, Chiao TB, kang GA, Health S, Glass GA (2012). O papel em expansão de um farmacêutico clínico numa clínica de Veteran Affairs (VA) para doentes com doença de Parkinson (DP) e perturbações do movimento. Am J Health Syst Pharm; 69(6):518-20.

Puumalainen I. Desenvolvimento de instrumentos para medir a qualidade do aconselhamento ao doente. Kuopio University Publications A. Pharmaceutical Sciences. Universidade de Kuopio, 2005, Disponível em:

http://www.uku.fi/tutkimus/vaitos.shtml(20 de junho de 2006).

Quality Assurance Project (QAP) Center for Human Services, Bethesda, EUA, website: http:// www.qaproject.orgQMIfullservice registrar:http://www.qmi.com/registration/iso9001/.Re liability Management, Vol.20, No.8, pp.919-935.

Roemer M.; Montoya-Aguilar C. (1988), Quality assessment and assurance in primary health care. Publicação em offset da OMS n.º 105, Organização Mundial de Saúde, Genebra.

Rovers J.P, Currie J.d Hagel H.P, McDonough R.P e sobotka J.J (1998) a practical guide to pharmaceutical care. Washington DC; American pharmacists association, ISBN :0917 33090017.

Saberi P, Dong BJ, Johnson MO, GreenBlatt RM, Cocohoba JM (2012). O impacto do farmacêutico clínico do VIH nos resultados do tratamento do VIH: uma revisão sistémica. Preferência e adesão do paciente; 6:297-322.

Sanghera N, Chan PY, Khaki ZF, Planner C, Lee KK, Cranswick NE, Wong IC (2006). Intervenções de farmacêuticos hospitalares na melhoria da terapia medicamentosa em crianças: A systemic Literature Review. Drug Safe; 29(ll):1031-2732.

Schommer JC, Kucukarslan SN (1997). Measuring Patient Satisfaction with Pharmaceutical care (Medir a satisfação dos doentes com os cuidados farmacêuticos). American Journal of Health-System Pharmacy; 54(23):2721-2732.

Schondelmeyer S.W. (1987) evolving health care system: economic and organizational patterns. American Journal of Pharmaceutical education 51(4):389-395.

Scottish report (1998) cardio vascular disease prevalence and risk factors. ISBN:l-84268-085-4. Crown publishers.

Seddon ME, Marshall MN, Campbell SM, et al. (2001) Systematic review of studies of clinical care in general practice in the United Kingdom, Australia and New Zealand. Qual Health Care;10:152-8.

Shammugam S, Chack E L, Ramasamy R, Ghasemi A, Ravi T K, Sabzghabee A M (2011). Impacto da qualidade de vida dos cuidados farmacêuticos em pacientes com diabetes mellitus tipo 2. JRM; 16:412-418.

Shargel L (2010) Comprehensive Pharmacy Review. Sétima edição. ISBN: 978-1-5825-5711- 3.

Shepherd J.P e Sutherland I (2003) a personality based model of adolescent violence. British journal of criminology 42(2):433-441.

Shumock G.T, Meek P.D, Ploetz P.A (2003) evidence of the economic benefits of clinical pharmacy services, Annals of Pharmacotherapy 23:113-132.

Smith WE, Benderev K. (1991). Levels of pharmaceutical care: a theoretical model. Am J Hosp Pharm 48:540-546.

Spine wine A, Fialova D, Byrne S (2012). O Papel do Farmacêutico na Otimização da Farmacoterapia em Pessoas Idosas. Drug Ageing; 29(6):495-510.

Sreelalitha N, vigneshwaran E, Narayana G, padmanabha Reddy Y, ramakesava Reddy M. review of Pharmaceutical Care Services Provided by the Pharmacists. Inti, research J of pharm. ISSN 2230-8407 pg. 78-79.

Strand L (1998). Construir uma prática em cuidados farmacêuticos. Pharm J; 260:874-878.

Strand LM, Cipolle RJ, Morley PC, Frakes MJ (2004). The impact of pharmaceutical care practice on the practitioner and the patient in the ambulatory practice setting: twenty-five years of experience. Curr Pharm Des; 10(31):3987-4001.

Strand LM, Cipolle RJ, Morley PC.(1992) Pharmaceutical care an introduction. Kalanzo MI Upjohn company.

Stuurman-Bieze AG, Kokenberg ME, Tobi H, De Boer WO, Van Doormaal JE, Jong-Van deBerg LT, Tromp TF (2005). Intervenções sobre o Princípio do Perfil de Medicação. Ciência Mundial da Farmácia; 27(5):385-92.

Taitel M, Jiang J, Rudkin, Ewing S, Duncan I (2012). O impacto do aconselhamento face-a-face do farmacêutico para melhorar a adesão à medicação entre os pacientes que iniciam a terapia de afirmação. Preferência e adesão do paciente; 6:323-329.

Thompson DA, Yarmold PR, Williams DR e Adams SL (1996). Effects of atual waiting time, perceived waiting, information delivery and expressive quality on patient satisfaction in the emergency department. Annals of Emergency Medicine; 28(6):657-65.

Tribunal de contas da união (1999) A ta numero 41 de 15 de setembro. Brasilia(DF): Diario oficial da uniao;28(secao2);203-30.

Van Iwaarden, J., van der Wiele, T., Ball, L., e Millen, R. (2003), Applying SERVQUAL to web sites: An exploratory study, International Journal of Quality.

Van Mil FJW. Cuidados farmacêuticos na farmácia comunitária: Prática e investigação nos Países Baixos. Anais de Farmacoterapia 2005; 39(10):1720-1725.

Van Mil JW e Schulz M. A review of Pharmaceutical Care in Community Pharmacy in Europe. Harvard Health Policy Review 2006;7(l):155-168.

Van Mil JW, Schulz M, Tromp FJ. Cuidados farmacêuticos, desenvolvimentos europeus em conceitos, implementação, ensino e investigação: uma revisão. Pharm World Science 2004a;26(6):303-311.

Van Mil JW, Westerlund LO, Hersberger KE, Schaefer MA. Sistemas de classificação de problemas relacionados com medicamentos. Ann Pharmacother 2004b; 38(5):859-867.

Van Mil JWF, De Jong, Van den Berg LTW(1993).cuidados farmacêuticos 43:1243-1247.

Vananen A, Koskinen A, Joensuu M, Kivimaki M, vaher-jussi, kouvonen A, Jappinen P (2008) lack of predictability at work and risk of acute myocardial infarction: an 18 year old prospective study industrial employees. American journal of public health 98(12) 2264-2271.

Vander leeuw RM, Lombarts KM, Arah OA, Heineman MJ (2012). A systemic review of the effects of residency training on patient outcomes.BMC Med; 10(l):65.

Venkataraman K, Madhavan S e Bone P (1997) Barriers and facilitators to pharmaceutical care in rural community practice. Journal of social and administrative pharmacy. 14: 208-219.

Vlcek J, Maly J, Dosedel M (2009). Cuidados Farmacêuticos de Pacientes com Diabetes Mellitus e a sua relação com a Farmácia Clínica. Vnitr Lek; 55(4):348-8.

Volume C.I, Farris K.B, Kassam R, Cox C.E e Cave A. (2001) Pharmaceutical Care Research and Education project: patient outcomes. Journal of the American Pharmaceutical Association. 41:411-420.

Wade W.E, Cobb H.H, Spuril W.J, Chisholm M.A (1999) avaliação do desempenho dos estudantes num curso avançado de farmacocinética ministrado por três métodos de ensino. Revista americana de educação farmacêutica. 63:82-85.

Webster's ninth collegiate dictionary's definition of ethics and law online www.merriamwebster.com Assessed 11th may 2014.

Westerlund LT e Bjork HT. Pharmaceutical Care in Community Pharmacies: Practice and Research in Sweden. Ann Pharmacother 2006; 40(6):1162-1169.

Westerlund T. (2002). Problemas relacionados com a droga: Identificação, caraterísticas e intervenções farmacêuticas (Dissertação de doutoramento). Departamento de Medicina Social, Universidade de Goteborg, Goteborg, Suécia.

White EV, Latif DA (2007). Reengenharia do fornecimento de farmacologia para maximizar o papel do farmacêutico e melhorar os resultados para os pacientes. Res Social Administrative Pharmacy; 3:223-235 . In: Khalaf Ali al-Jumah.

OMS (2006) Developing pharmacy practice: www .who .international/ medicines /publications /WHO _PSM_PAR_.5.pdf.

Wiedenmayer K, Summers RS, Mackie CA, Andries GSG, Everard M, Tromp D. (2006). Developing pharmacy practice - A focus on patient care, Organização Mundial de Saúde em colaboração com a Federação Farmacêutica Internacional.

Organização Mundial de Saúde (2002). Promoting rational use of medicines core components WHO policy perspectives on medicines no.5. document WHO/ED/2002.3.Geneva,WHO, 2002 Disponível em http ://www.who.int/medicines.

Manual da Organização Mundial de Saúde (OMS) (1995): How to investigate drug use in health facilities. Programa de Ação sobre Medicamentos Essenciais,OMS:Genebra,pp,3- 87.

Zaher Al Salami (2009). Auditoria clínica dos cuidados farmacêuticos prestados por um farmacêutico clínico numa clínica de cardiologia e doenças infecciosas no Royal Hospital, Muscat/Omã. Oman Medical. Journal; 24(2):89-94.

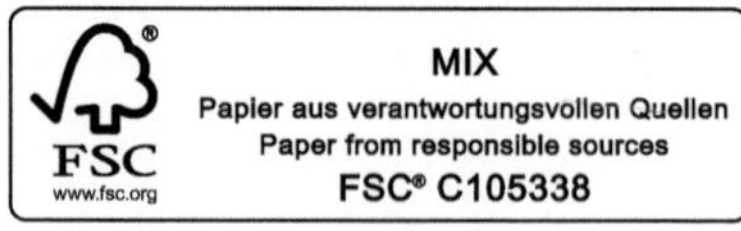

Printed by Books on Demand GmbH, Norderstedt / Germany